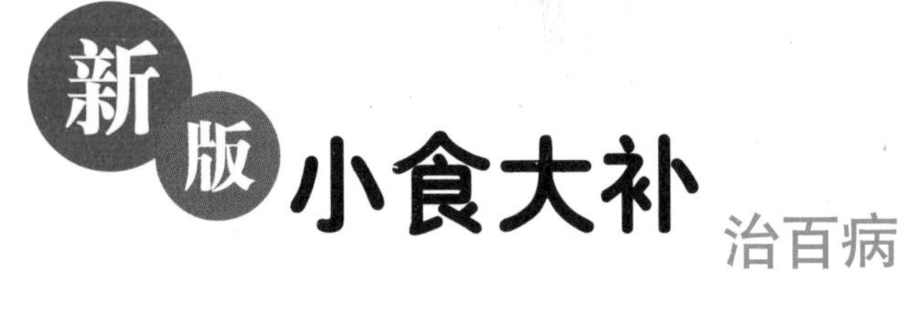

新版 小食大补治百病

膳书堂文化◎编

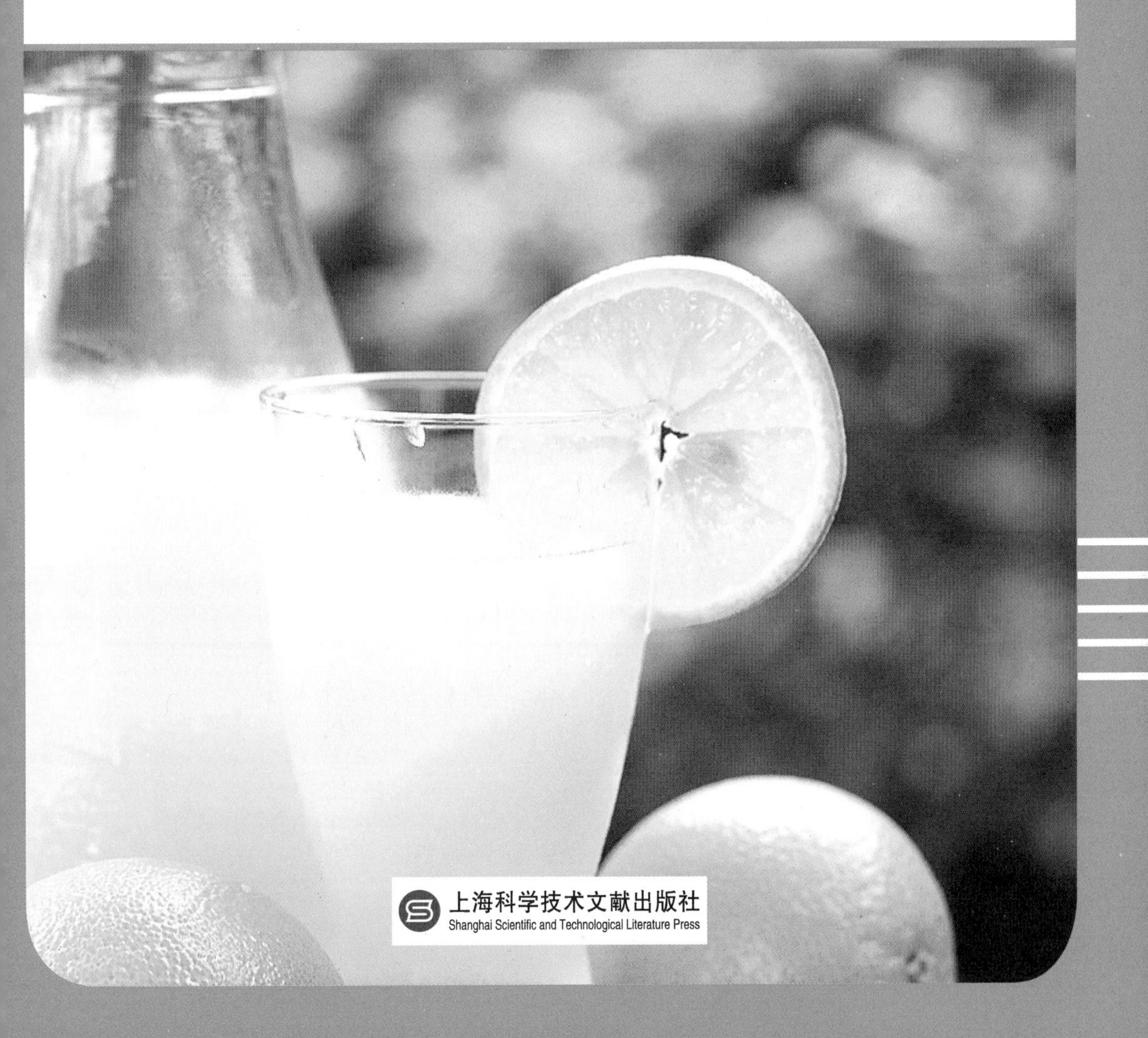

上海科学技术文献出版社
Shanghai Scientific and Technological Literature Press

图书在版编目（CIP）数据

新版小食大补治百病／膳书堂文化编．—上海：上海科学技术文献出版社，2017

（健康医疗馆）

ISBN 978-7-5439-7448-7

Ⅰ．①新…　Ⅱ．①膳…　Ⅲ．①食物疗法　Ⅳ．①R247.1

中国版本图书馆 CIP 数据核字（2017）第 125984 号

责任编辑：张　树　于学松　李　莺

新版小食大补治百病

膳书堂文化　编

*

上海科学技术文献出版社出版发行

（上海市长乐路 746 号 邮政编码 200040）

全　国　新　华　书　店　经　销

四川省南方印务有限公司印刷

*

开本 700 × 1000　1/16　印张 9　字数 180 000

2017 年 7 月第 1 版　2017 年 7 月第 1 次印刷

ISBN 978-7-5439-7448-7

定价：29.80 元

http://www.sstlp.com

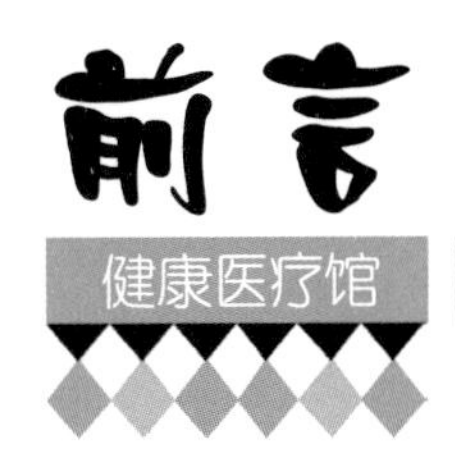

健康的要素不外有三：合理的饮食、积极的心态、不懈的运动。

现代社会竞争十分激烈，人们首先会患得患失，难以调整好心态；其次是生活节奏非常匆促，在时间就是金钱的主流观念下，大家难以坚持运动锻炼。那么，似乎只剩下合理的饮食这一条途径了。

可是，很多人在这方面也会步入误区。其一是不得其门而入，鱼肉清蔬，搭配得有板有眼；时令鲜果，吃得不亦乐乎，可是不见得对健康有何帮助，更甭提什么疗病去疾了。于是对食疗食养的心就渐渐冷了；其二是迷信营养权威，只听权威的话，只看权威的书。当今的食疗食养学，其实大部分是我们古代先贤的功劳，后人只不过作了些收集整理，发扬光大而已。此外，还有一个误区，严格讲是个障碍，那就是很多食疗食养书内容海海漫漫，验方洋洋大观，不过很多原料却十分罕见、难觅，可操作性不强，读者只能望“书”兴叹。

针对上述误区以及障碍，编者有的放矢地编著了本书，既详细介绍了各种食物疗病养生的实用功效，此外还筛选了大量简单可行的养生疗病妙方，其食材均是实用常见的食物，供读者采用，可谓实用到家。相信本书定会给您的健康饮食提供切实有效的帮助。

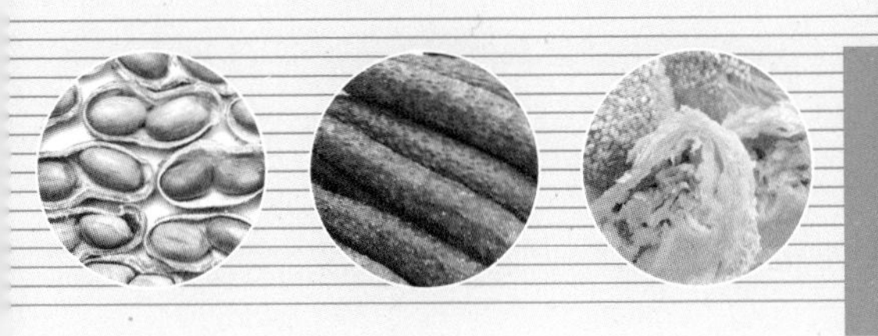

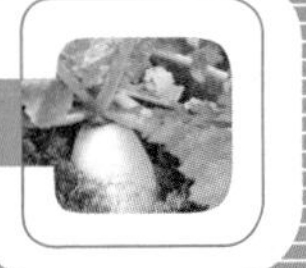

目录

Contents

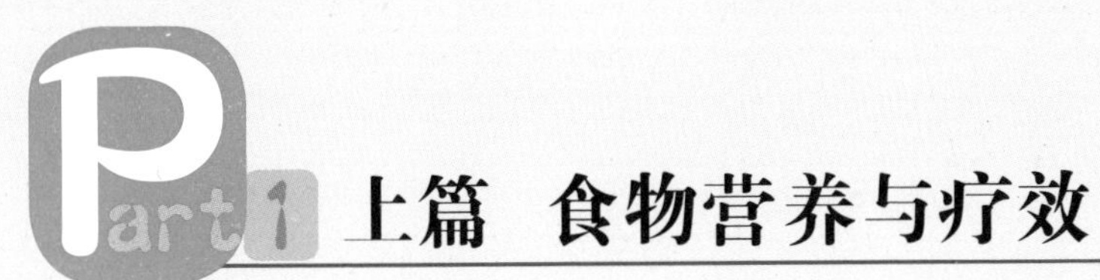

从古语“食不厌精，脍不厌细”就可以知道古老的中华民族很早就知道食物要怎样吃、如何吃才会有营养，而李时珍著的《本草纲目》更是让世间五谷、自然之产物的养生功效闻于世人。

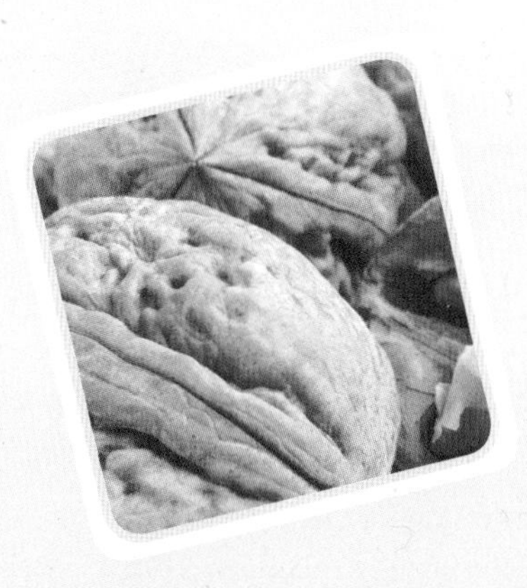

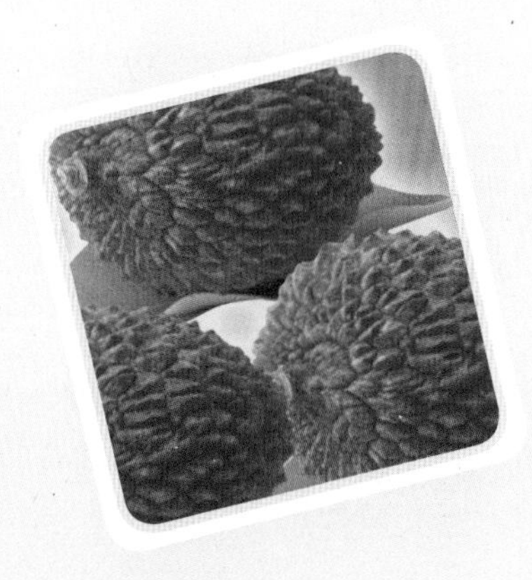

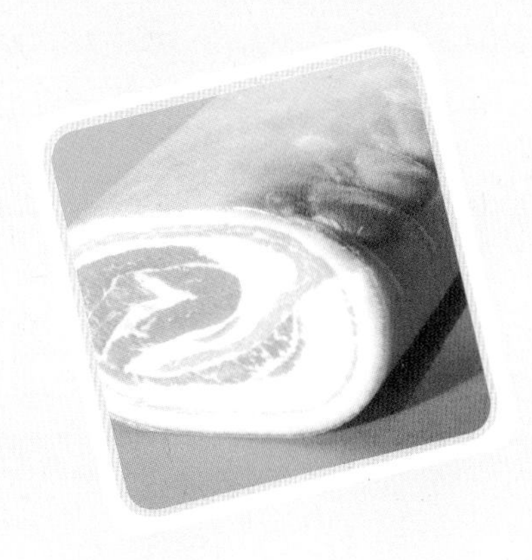
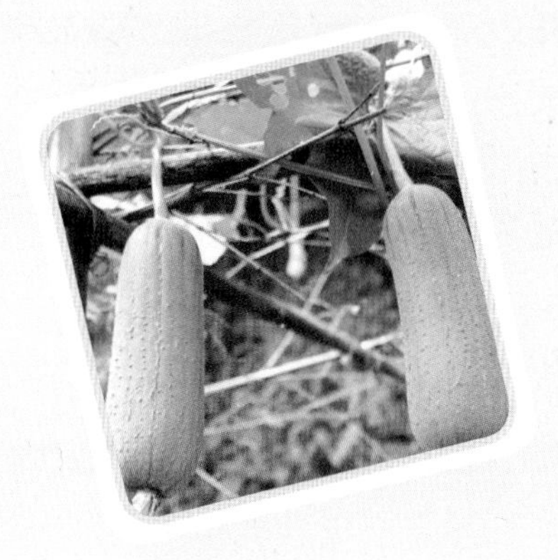

食物既是人们充饥的佳肴，也是治疗、增补身体的佳品。从古至今，经过人们的研究、摸索，不仅增添了人们餐桌上的菜品样式，还找到了治疗各种疾病的不同食疗方法，在满足人们口腹之欲的同时，既调理了身体，又治愈了疾病，可谓一举多得。

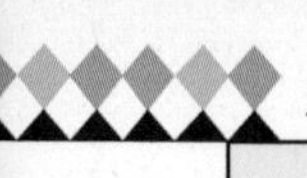

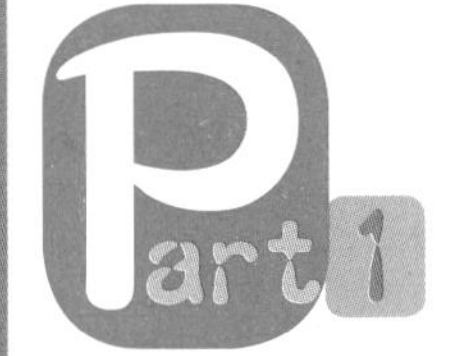

上篇　食物营养与疗效

从古语“食不厌精，脍不厌细”就可以知道古老的中华民族很早就知道食物要怎样吃、如何吃才会有营养，而李时珍著的《本草纲目》更是让世间五谷、自然之产物的养生功效闻于世人。

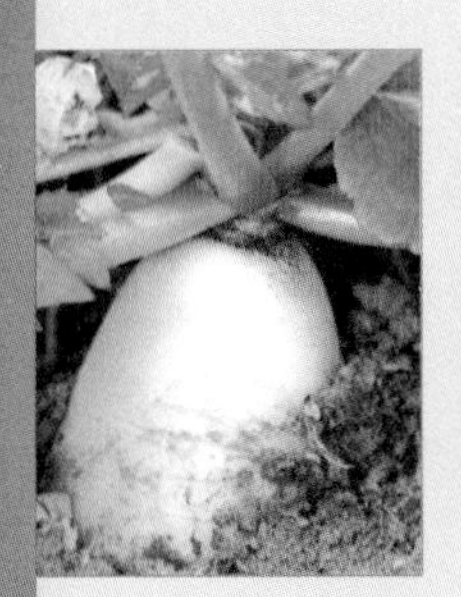
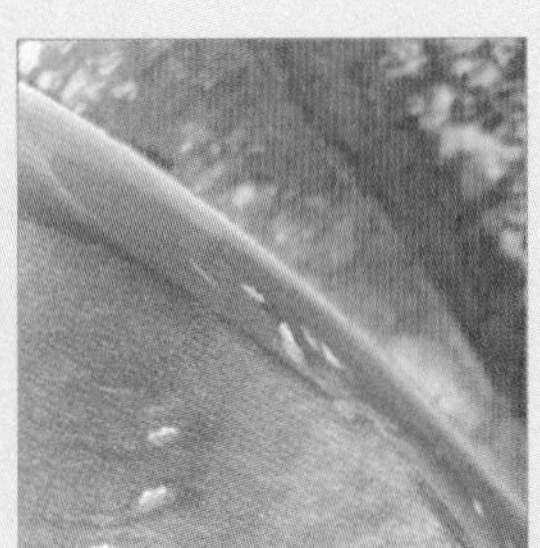
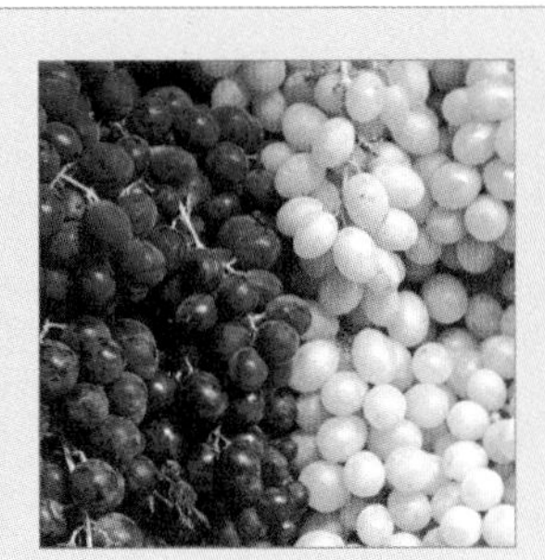
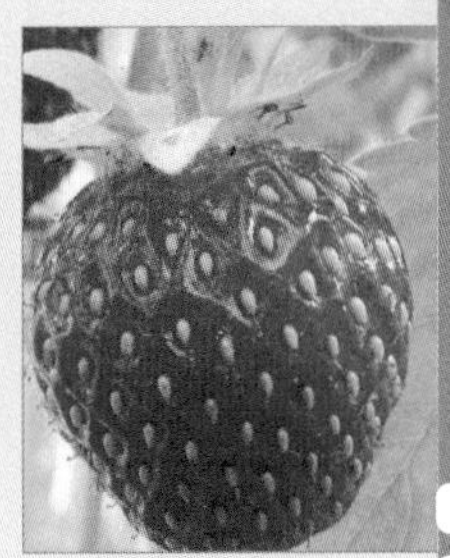
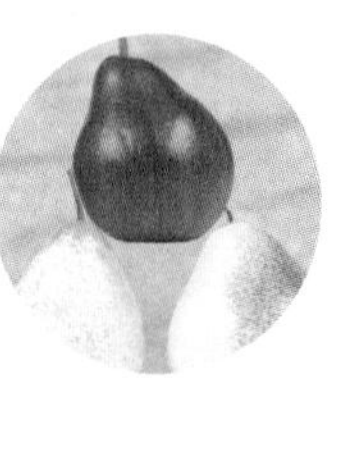
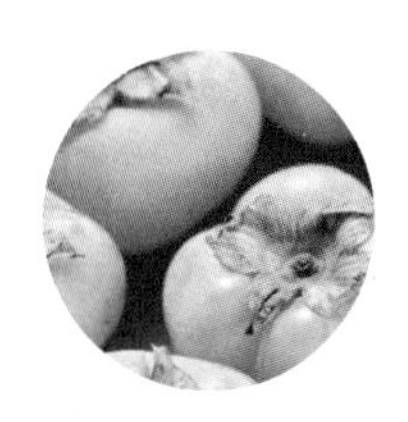
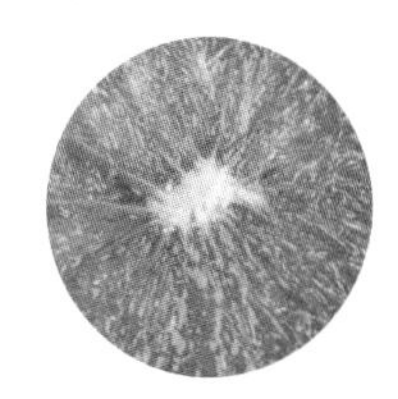
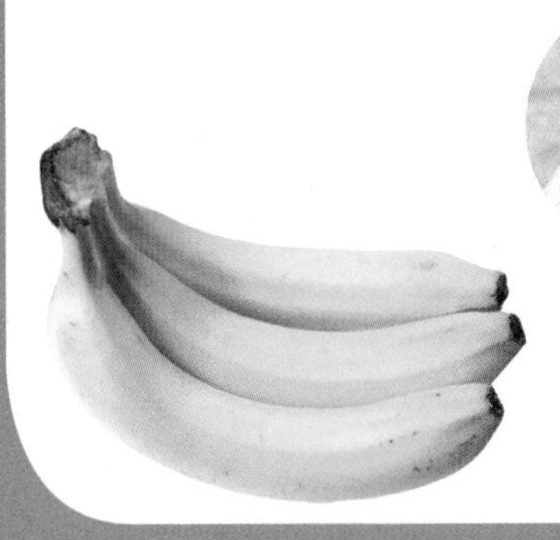

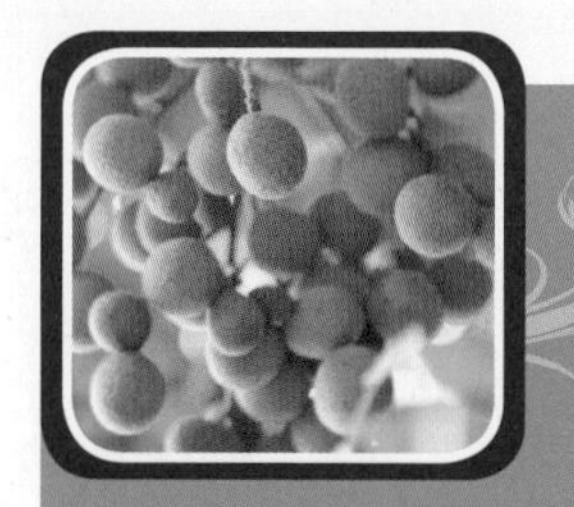

瓜果类

水果一般都含有丰富的果汁，营养非常丰富，而且一般比较容易消化，干果水分虽少，含有油脂和热量丰富，其独特的营养物质也可成为配合治疗疾病的良好食物。

核 桃

核桃又名胡桃，与扁桃、腰果、榛子一起被列为世界四大干果。核桃的原产地是伊朗，但目前广泛分布在美洲、欧洲和亚洲等地区，其中美国的核桃产量最高，其次为中国。

我国栽培核桃历史悠久，公元3世纪张华所著的《博物志》一书中就有“张骞使西域还，乃得胡桃种”的记载，因其出自胡（西域）地，就称为胡桃。我国核桃产区主要在云南、山西、陕西、四川、甘肃、河北、河南、贵州、新疆、北京、山东等地，其中以山西所产的核桃质量为最优。

核桃有着明显的健脑效果和丰富的营养价值，在国外被称为“大力士食品”“营养丰富的坚果”“益智果”，在国内也享有“万岁子”“长寿果”“养人之宝”的美称。

1 强身健体

核桃仁营养丰富，食用含核桃油的混合脂肪饮食，可提供营养，增加体重，提高血清蛋白水平，而血胆固醇水平升高却较慢。

2 降低胆固醇

核桃仁能减少肠道对胆固醇的吸收，影响胆固醇的体内合成、氧化、排泄、溶解，降低血中胆固醇，排除血管壁内的“污垢杂质”，净化血液，

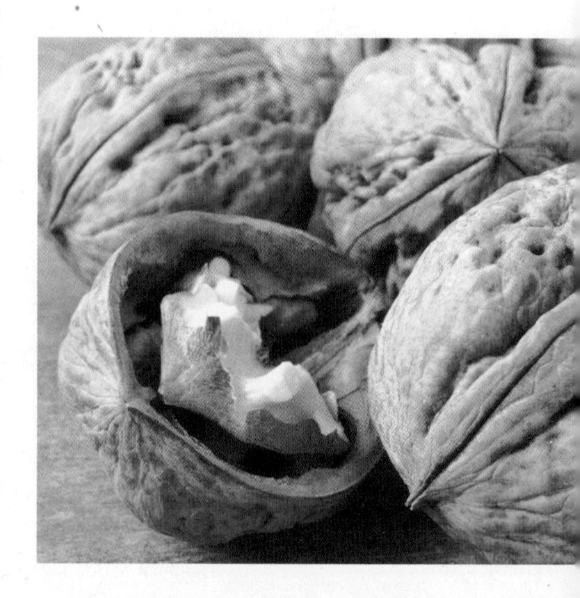

提供更好的新鲜血液，故可防治动脉硬化，降低胆固醇。所含脂肪油主要是不饱和脂肪酸，对降低胆固醇、防止动脉硬化有重要作用。

3 补 肾

核桃仁有很好的补肾作用，而脑髓的生成与肾有关，“肾不生则髓不能满”，核桃的补脑作用实际上与补肾有关；其他如治咳喘、阳痿、遗精等都与其补肾作用有关。核桃仁所含较多蛋白质、人体必需的不饱和脂肪酸、多种氨基酸、微量元素（锌、镁等）等皆为大脑组织细胞代谢的重要物质，能滋养脑细胞，促进大脑组织细胞的新陈代谢，增强脑细胞活性、记忆思维能力、造血功能；所含维生素 E、卵磷脂、赖氨酸都是抗衰老物质，对大脑神经很有裨益；所含锌、镁等元素亦有抗衰老作用。

4 消炎杀菌，美肤乌发

核桃仁有直接的抑菌消炎作用。将核桃仁捣烂制的核桃焦油氧化锌糊膏治疗皮炎、湿疹，疗效非常显著。核桃树叶有较好的杀灭钩端螺旋体的作用。核桃仁富含油脂，有利于润泽肌肤，保持人体活力。核桃油外用可治皮炎、湿疹、外耳道疖肿。核桃仁之所以具有美容作用，因其所含大量维生素 A 可增加皮肤的抵抗力，常食可使皮肤光润细腻，并保持头发乌黑，适宜作为美容美发食品长期食用。

5 防治肿瘤

核桃所含多种维生素、锌、镁、提取的核桃醌等可抑制部分移植性肿瘤细胞的增殖。核桃对食管癌、胃癌、鼻咽癌、肺癌、甲状腺癌、淋巴肉瘤等都有抑制作用。核桃对肿瘤者还有镇痛、提升白细胞数目、保护肝脏等

健康顾问

宜食人群：老年慢性气管炎患者、支气管哮喘患者、肺气肿患者、肺心病患者、小便频数者、阳痿者、遗精者、腰脊酸软患者、腿酸软者、腿脚无力者、头昏眼花者、病后体虚者、神经衰弱患者、营养不良者、气血不足患者、癌症患者、肠燥便秘患者、尿路结石患者、高血压患者、动脉硬化患者、冠心病患者。

忌食人群：阴虚火旺者、痰火内热者、腹泻便溏患者、鼻衄患者、肺脓疡患者、支气管扩张患者、咯血患者。

作用。

6 平喘镇咳

核桃仁含钙、镁、维生素A等，对支气管平滑肌有抗组胺所致哮喘的作用，减轻组胺诱发的支气管痉挛。

龙　眼

龙眼又名桂圆、龙目、比目、荔枝奴、乡木团、亚荔枝、圆眼、木弹、益智、海珠丛等，属常绿乔木，原产我国海南、云南等地，已有2000多年种植历史。龙眼的果实形状浑圆，有圆球形的果壳，肉如弹丸大小，内含果浆。果肉鲜时乳白色，饱含水分，味甜如蜜；干后变成暗绿色，质柔韧，称为龙眼肉。

龙眼是我国特有的名贵水果，乃四大名果之一，素有“益寿神品”的美誉。目前，龙眼约有300个不同的品种，最为著名的有福建兴化龙眼、广东石硖龙眼、广西雅瑶黄壳龙眼、四川八月鲜龙眼、台湾胡底龙眼等。

龙眼的果实是果中珍品，含有多种对人体有益的营养成分，既可供鲜果生食，亦可烘焙干制罐头，或加工成珍贵补品——龙眼膏。

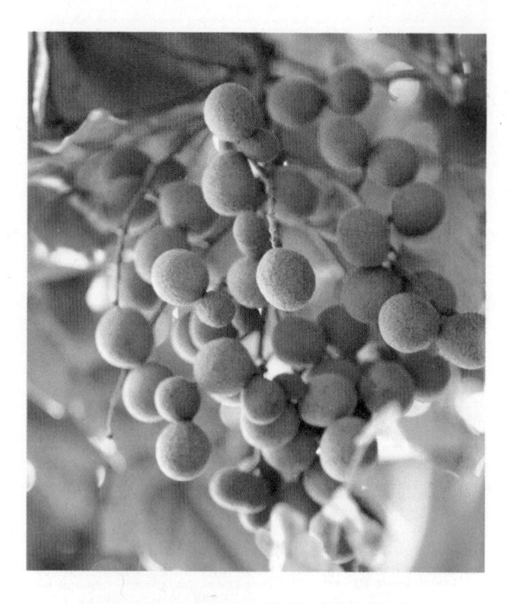

1 补益气血，提高记忆力

龙眼含丰富葡萄糖、蔗糖、酒石酸、维生素A、B族维生素、蛋白质、铁，既可提高热能、补充营养，又能补充机体合成血红蛋白的原料，促进血红蛋白再生以补血生血。龙眼肉所含糖为易消化吸收的单糖。龙眼除对全身有补益作用外，还能营养神经和脑组织，有调整大脑皮层的功能，改善睡眠甚至消除失眠、健忘，增强记忆力，消除疲劳。

2 提高机体免疫力，扩张冠状动脉

龙眼提取液既可促进生长发育，抑制脑单胺氧化酶活性，明显延长缺氧存活时间，提高机体适应能力，增强体质；还能扩张冠状动脉，增加冠状动脉血液流量，减轻心肌缺血情况。

3 安神定志

龙眼含大量铁、钾等，能促进血红蛋白的再生以治疗因贫血造成的心悸、心慌、失眠、健忘。龙眼中维生素 B_3 含量高，可用于治疗维生素 B_3 缺乏所致的腹泻、皮炎、痴呆，甚至精神分裂等症。

4 养血安胎

龙眼含铁、维生素 B_2 较多，可减轻宫缩、下垂感，对代谢加速的孕妇、胎儿发育有利。龙眼肉与当归、枸杞子炖鸡，可以补血养血，龙眼与鸡蛋煮食的效果也不错。

5 抗菌抗癌

龙眼对多种肿瘤细胞均有抑制作用。临床给肿瘤患者口服龙眼粗制浸膏，均有改善症状、延长寿命之效。

6 降脂护心，延缓衰老

龙眼肉可降血脂，改善冠状动脉供血能力。它对与衰老过程有密切关系的黄素蛋白酶——脑 B 型单胺氧化酶（MAO-B，这种酶活性升高可加速机体老化过程）有较强抑制作用。龙眼所含大量维生素、氨基酸等亦有助于抗衰老。

7 健脾益胃

龙眼肉生食会腹胀，消化不良，蒸熟当点心吃效果好，与补品同炖更可增强补益效力。若需长期食者，则宜用沸水泡后代茶饮，亦可放适量茶叶同泡。

健康顾问

宜食人群：头晕失眠患者、神经衰弱患者、记忆力低下者、年老气血不足者、产后体虚者、贫血患者。

忌食人群：内有痰者、阴虚火旺者、糖尿病患者、舌苔厚腻患者、气壅胀满患者、风寒感冒患者、消化不良者、痤疮患者、痈疽疔疮患者、盆腔炎患者、尿道炎患者、女性月经过多者。

香　蕉

香蕉又名焦子、蕉果、甘蕉，果实长而弯，果肉绵软，味道香甜。香蕉原产于印度，在我国也有 2000 多年的历史。19 世纪初，香蕉传入中美洲地区。如今，中美洲的香蕉种植业已经超过了亚非地区，成为世界上主要的香蕉产区。特别是南美洲的厄瓜多尔，因生产质量上乘的香蕉而驰名于世，素有“香蕉国”之称。

我国香蕉的主要产地分布在广东、广西、福建、台湾等地，著名的品种有广东和福建的“龙牙蕉”“香牙蕉”以及台湾的“北蕉”“花莲蕉”。

1 补充营养、能量

香蕉营养丰富，含大量糖类及人体所必需多种营养成分，必要时可充饥。其含钾量为水果之冠，钾对维持人体细胞功能、体内酸碱平衡，改进心肌功能均有益。香蕉质润性软，老年人、高血压、冠心病患者可常食。

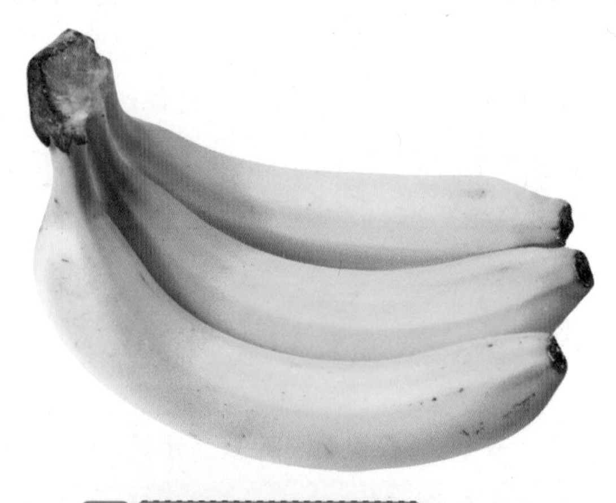

2 清肠热，通大便

香蕉性寒味甘，寒能清肠热，甘能润肠通便，常用于治疗热病烦渴、便秘，是习惯性便秘者的良好食疗品。肠内热、燥热导致内分泌液减少而诱发的便秘者，常食香蕉能刺激肠蠕动功能而通便，且比矿物类油脂剂效果好。

3 保护胃黏膜

未成熟香蕉含可预防溃疡病的5-羟色胺，能降低胃酸，增强胃壁的抗酸能力而使其不受胃酸的侵蚀，香蕉本身能缓解胃酸对胃黏膜的刺激，且能促进胃黏膜细胞的生长，起到修复胃壁的作用，并可生长黏液膜来保护受伤的溃疡面，对一些药物等诱发的胃溃疡有改善作用。

4 降低血压

美国医学专家研究发现，常吃香蕉可预防高血压，因为香蕉可提供较多的能降低血压的钾离子，有抑制钠离子升压及损坏血管的作用。

5 抑菌止痒

成熟香蕉果肉甲醇提取物的水溶液对细菌、真菌有抑制作用，对人体具消炎解毒功能。香蕉干叶、茎之甲醇提取物有抑菌作用。香蕉皮含抑制真菌、细菌的有效成分蕉皮素，故敷贴香蕉皮可治由真菌或细菌感染所致的皮肤瘙痒症。

6 防治肿瘤

香蕉所含大量糖类、膳食纤维能将体内致癌物质迅速排出体外，其经细菌消化生成的丁酸盐是肿瘤细胞生长的强效抑制物质（缺镁者消灭肿瘤细胞的能力大大减弱，而易患肿瘤）。

健康顾问

宜食人群：口干烦渴者、咽干喉痛患者、大便干燥患者、痔疮患者、癌症患者、消化道溃疡患者、肺结核患者、高血压患者、冠心病患者、动脉硬化患者、脂肪痢患者。

忌食人群：慢性肠炎患者、大便溏薄患者、肾炎患者、糖尿病患者、关节炎患者、肌肉疼痛患者、风寒感冒咳嗽者、女性月经来潮期间。

苹　果

苹果又名柰、频婆、平波、天然子、超凡子等，原产于西伯利亚西南部及土耳其，在欧洲经长期种植后，于19世纪末传入我国山东，称为西洋苹果。不过，早在从西方引进苹果的1000多年前，我国的文献资料中就有“柰”，又名“频婆”，此后又有“林檎”，或名“来禽”“文林郎果”，这些都是与西洋苹果同类不同名的记载。

1 有益于智力的提升

苹果含大脑发育所必需的多种维生素、矿物质、脂肪、糖等营养成分，且含增强少儿记忆力的锌。故少儿多吃苹果，对大脑发育、增强记忆力、提高智能十分有益。另外，苹果中胡萝卜素被人体吸收后可转化成维生素A，能促进人体的生长发育。

2 降低血压

苹果所含丰富的钾能与体内过剩的钠结合，使之排出体外，故对食入盐分过多者，多吃苹果可将其清除，以软化血管壁，并降低其强力，降低血压。每日吃3个苹果能维持较低的血压。

3 利于水肿

水肿者服中西药物利尿后，宜进食苹果，这有利于补钾，又因其含钠量少，也不会使水肿加重。还能使肠运动的异常转化为正常，轻度阻止去氧皮质酮升高血压的作用。

4 消除心理压抑感

抑郁症患者经一段时间苹果香气的治疗后，心境大为好转，精神轻松愉悦，忧郁感烟消云散。

5 止泻通便

苹果含有丰富的鞣酸、有机酸、果胶、细纤维等物质。鞣酸、有机酸有收敛作用，果胶、细纤维有吸收细菌、毒素的作用，故能止泻；苹果中粗纤维能使大便松软，排泄便利，有机酸亦可刺激肠壁增加蠕动，故又能通便。故苹果既对轻度腹泻有良好的止泻效果（痢疾等则无效），又可治便秘。

6 促进消化吸收

苹果能健脾胃，补中焦之气，促进消化吸收。苹果能中和过剩胃酸，促进胆汁分泌，增加胆汁酸功能，对脾胃虚弱、消化不良、腹部胀满等有良好治疗作用。

7 润肤防病

苹果所含维生素C可滋养皮肤，使其保持光润和弹性；并能增强人体的抵抗能力，保护毛细血管，预防坏血病，促进伤口的愈合。

8 防治肿瘤

苹果所含选择素是一种分裂原物质，可刺激淋巴细胞分裂，增加淋巴细胞数量，亦可诱生R型干扰素，对防治肿瘤具有重要意义。苹果含大量纤维素，常吃苹果可降低肠道内胆固醇含量，增多粪便量，缩短排便时间，从而减少直肠癌的发生。

荔　枝

荔枝又名丽枝、丹荔、离枝、火山荔、勒荔等，属亚热带植物，果实多为球形和卵形，外皮有瘤状突起，成熟时呈紫红色，果肉为白色，甘甜多汁，肉质软嫩，十分美味，是人们非常喜爱的水果。

荔枝是我国著名特产，已有2000多年的历史了。唐玄宗宠妃杨贵妃非常爱食荔枝，唐代诗人杜牧的名句“一骑红尘妃子笑，无人知是荔枝来”，描述的正是使者千里迢迢为杨贵妃送荔枝的情形。宋朝著名文学家苏轼亦曾诗赞荔枝：“日啖荔枝三百颗，不辞长作岭南人。”可见无论古今，荔枝都是备受青睐的美食。

荔枝喜温暖潮湿的气候，其主要产地在广东、广西、福建、台湾等地，而在寒冷干燥的北方，则难觅其踪影。如今交通发达，运输方便快捷，自然无须再骑马千里输送，北方人常食新鲜的荔枝已非难事。

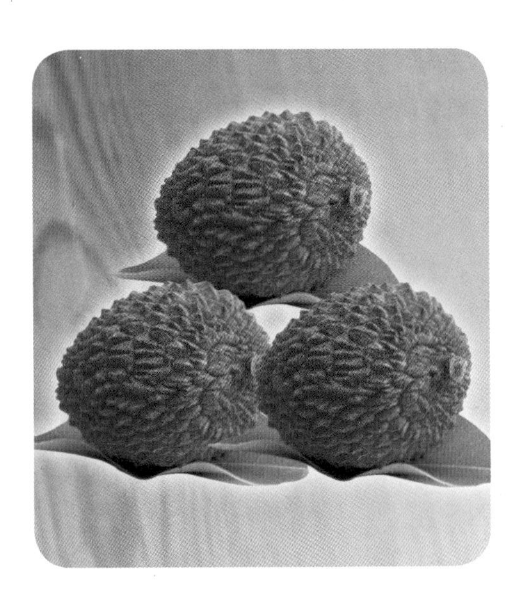

1 补充能量，益智安神

荔枝果肉含葡萄糖65%，蔗糖6%，总糖量在68%以上，可为大脑补充较多营养，有利于大脑发挥正常生理功能，能明显改善失眠、健忘、神疲等。所含色氨酸能抑制大脑过度兴奋，催眠。

2 增强免疫力

荔枝肉含丰富维生素C、蛋白质，有助于增强机体免疫力，提高抗病能力。

消肿解毒，止血止痛。

荔枝尚可用于外科疾病，例如肿瘤、瘰疬、疔疮恶肿、外伤出血等。

3 降血糖

荔枝所含 α－次甲基丙环基甘氨酸可降低血糖，荔枝核提取物能提高机体、周围组织对葡萄糖的利用率，可降低血糖、肝糖含量。适当进食荔枝对糖尿病患者有益。

西　瓜

西瓜又名寒瓜、水瓜、伏瓜、夏瓜、青登瓜等，属草本植物。西瓜甘甜多汁、清爽解渴，深受人们喜爱；加之成熟于伏夏盛暑之际，自然成为夏季主要消渴品之一。它性寒，清热去火，素有“天生白虎汤”（“白虎汤”乃是中医清热的名方）之称。

西瓜原产非洲，经“丝绸之路”传入我国新疆，后来蔓延至内地。现在我国除青藏高原外均有栽培，并培育出了不少优良品种，如浙江平湖的“枕头西瓜”、山东德州的“喇嘛瓜”、河南开封的“花狐狸”等。

西瓜全身是宝。西瓜瓤、西瓜汁不仅消暑去热，还可补充人体所需的各类营养物质。另外，西瓜皮营养也很丰富，可用来自制家常小菜，风味独特；西瓜籽经加工又可制成五香瓜籽、奶油瓜籽、多味瓜籽等，既好吃，又具有利肺、润肠等作用。

重视食养

古今中外善养生者无不把饮食养生视为赢得健康和长寿的必要前提。因为人的寿命延长与物质生活改善、饮食营养增加有关，营养是生命赖以生存的物质基础。饮食养生就是利用各种食物来补充营养，培补元气，以提高机体抗病能力，从而促进健康长寿。这是饮食养生的意义所在。

1. 补充营养

中医认为，气、血、精、液是生命活动的物质基础，也是构成人体及促进人体生长发育的基本物质，其充足与否，将对人体健康产生很大的影响。气、血、精、液来源于食物，是靠每日饮食源源不断地予以补充的。《素问・经脉别论》载:“食气入胃，散精于肝，淫气于筋；食气入胃，浊气归心，淫精于脉。”从而明确指出了食物进入人体后，具有滋养脏腑、气血、经脉等作用。机体营养充足，则气、血、精、液充盛，生命活动自然表现健旺。一旦饮食营养供应不足，气、血、精、液就会耗散和削弱，进而影响机体正常的生命活动。因此，饮食营养是生命的源泉，无论是养生还是康复，都必须时刻注意补充足够的营养物质，以保证生命活动的长盛不衰。

2. 防治疾病

饮食是人体抵御疾病的有效武器。科学的饮食可以保证机体的营养，使脏腑功能旺盛，气血充实。正如《素问・刺法论》中所说：“正气存内，邪不可干。”饮食合理，营养丰富，人体正气旺盛，其应变能力及抵抗外邪的能力就强，可免受外邪的干扰。如用葱白、生姜、豆豉、芫荽等能预防伤风感冒；大蒜能预防外感和腹泻；绿豆汤能预防中暑；海带能预防甲状腺肿大等，这些都是利用饮食来达到预防疾病的目的。

饮食也是治疗疾病的良药。人类的许多疾病可以用常吃的食物治疗。中医认为“药食同源”，即它们之间并无截然界限，饮食得当，亦可达到祛除病邪的目的。在古代，将善于用饮食治愈疾病的医生称为“良工”，即医术高明的医生。饮食之所以能够治疗疾病，是因为其与中药作用基本相同，不但可以营养机体、补益脏腑，还可以调和阴阳、祛除寒热。根据食物的性、味、归经不同，予以合理调配，即可收到治疗效果。

3. 延年益寿

饮食养生是长寿之道的重要环节。中医认为，饮食的延年益寿作用是通过对精、气、神的护养而产生的。保精、益气、养神为摄食之大法，适当的饮食能补益精气，精气充盛则体健神旺，这是延缓衰老的关键所在。因此，根据个人的不同体质特点，经常吃些具有补精益气的食品，同时注意饮食的合理调配，即可充分发挥饮食在养生健体、延年益寿中的重要作用。在日常生活中，具有养生延年的食物有很多，如花粉、蜂蜜、芝麻、核桃、银耳、桂圆、牛奶、甲鱼、河鳗、乌骨鸡等，都有一定的延缓衰老作用，长期服用，有利于人体的健康和长寿。

1 补充营养

西瓜在所有瓜果中果汁含量最为丰富，含水量高达95%以上，其果汁几乎包含人体所需各种营养成分（例如多种氨基酸、糖等），能为机体补充热能，堪称夏季“水果之王”，对人体健康极为有利。尤宜暑热时节常服。

2 生津解暑

西瓜含大量水分、多种氨基酸、糖分，可有效补充人体必需的水分，改善缺水口渴症状，防止因水分散失而中暑。对发热者有降温作用。西瓜还可通过排尿排出体内多余热能而达清热解暑之效。实为夏日生津止渴、清热消暑之佳品，可用治暑热、温热病津伤之烦渴、高热、大汗、尿少等。

3 利尿益肾

西瓜汁、皮均利尿。西瓜所含无机盐类有利尿作用，对肾炎有特殊疗效。所含糖、蛋白酶可用治肾炎、降低血压。所含瓜氨酸、精氨酸能增肝中尿素合成且从尿中排出而起到渗透性利尿作用。西瓜能引心包之热从小肠、膀胱下泄，故可清心利尿，防治心火所致心烦、口疮、舌赤及湿热蕴结于下焦、尿短赤等。西瓜含钠量极少，可促使肾脏减少对水的重吸收，也起利尿功效。西瓜所含配糖体能利尿降压。西瓜籽皂苷可降血压、缓解膀胱炎症状、驱虫。

4 改善食欲

西瓜汁所含蛋白酶可将不溶性蛋

白质转化为水溶性蛋白质，促进蛋白质分解、吸收。西瓜生津止渴，可改善食欲，增强胃肠功能。

5 延缓衰老

西瓜汁能排除体内代谢产物，清洁肾脏及输尿管道，尚可激活机体细胞。常食西瓜可补充大量水分、多种营养物质，有利于皮肤滋润光泽。

橘　子

橘又名黄橘、红橘、大红蜜橘、大红袍、朱砂橘、福橘。它外表灿烂鲜艳，果肉酸甜可口，广受人们的喜爱。橘子营养丰富，几乎全身是宝。它的外皮阴干之后，就是常用的中药——陈皮；橘核有行气、散结的作用；橘瓤表面的白色筋络叫橘络，可通络、行气、化痰。此外，在我国南方一些地区称橘为“大橘”，谐音“大吉”，以图吉祥。誉橘为宝，可见并不过分。

1 理气止呕，开胃助消化

橘可理气，用于治疗因肝经气滞而伴随的乳房胀痛或出现的乳腺小叶增生，能散肝经滞气，止痛散结。橘所含橙皮苷等对肠道有双向调节作用，既能抑制肠道平滑肌来止痛、止呕、止泻，又有兴奋功能使减弱的肠道平滑肌增加胃液分泌，促进胃肠蠕动，起到助消化、减轻腹胀等的作用，治脘腹胀满、食欲不振、嗳气等。橘所含挥发油对胃肠道有和缓的刺激作用，有利于胃肠积气的排出；能促进胃液分泌，助消化；对胃肠道平滑肌有松弛作用，可对抗氯化钡，还能抗溃疡。

2 调节新陈代谢

橘子果肉含丰富还原糖（包括葡萄糖、果糖、蔗糖）、苹果酸、柠檬酸、多种维生素，对调节人体新陈代谢相当有益。

3 防治心脑血管病

橘所含的维生素C在体内抗氧化作用对减少胆固醇及其他导致动脉粥样硬化的脂肪具重要作用；所含磷酰橙皮苷能降低血清胆固醇，明显减轻、改善主动脉粥样硬化病变；所含黄酮苷、甲基橙皮苷能改善冠状动脉血液循环，增加其流量，降低血压。

4 抵抗病毒

橘中含有一种叫“诺米灵”的物质，能与维生素 C 协同作用，切断病毒核酸的长碳链，使多种病毒钝化。

桃　子

桃子又名桃实、蜜桃、毛桃、寿桃、仙桃、白桃、圣桃等。桃树属蔷薇科落叶小乔木，果实有核，汁多味美。桃子原产于我国西部，迄今已有3000年以上的栽培历史。汉武帝时，博望侯张骞出使西域，桃随之越天山、历大宛，传入波斯，继而辗转落户世界各地。

我国种桃现已很普遍，分布十分广泛。我国桃类品种繁多，约有 800 种。桃子在我国被视为健康长寿、幸福祥瑞的象征，素有“寿仙”和“仙桃”的美称。它以美观的外形、甜美的肉质被称为“天下第一果”。

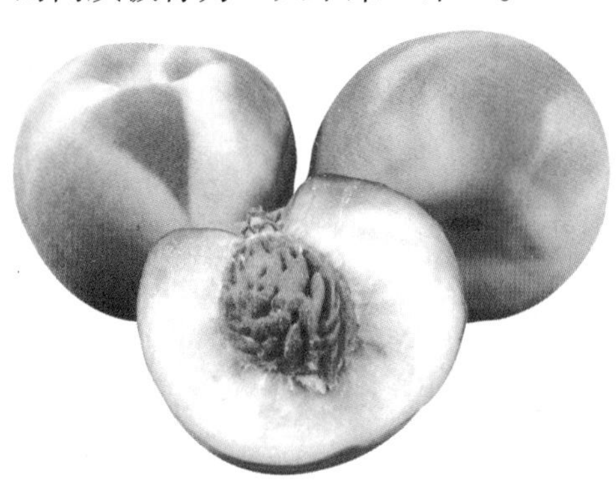

健康顾问

宜食人群：慢性气管炎患者、不思饮食者、消化不良者、癌症患者、高血压患者、冠心病患者、脑血管病患者、低血钾患者。

忌食人群：风寒咳嗽患者、胃溃疡患者、糖尿病患者、泌尿系统结石患者、干咳无痰咯血患者。

1 防治贫血

桃子果肉含铁量丰富，在各种水果中坐第二把交椅。铁元素是合成血红蛋白的重要物质，可促进血红蛋白生成。食桃可增强血红蛋白再生能力，防治各种原因诱发的缺铁性贫血，辅治妇儿缺铁性贫血。

2 抗血凝

桃仁醇提取物能提高血小板 AMP 水平，抑制血小板聚集，具有明显抑制血液凝固、改善血流微循环的作用及较弱的溶血作用。

3 止咳平喘

桃仁所含苦杏仁苷、苦杏仁酶等缓慢水解产生的氢氰酸对呼吸中枢有镇静作用，能抑制组织呼吸，减少氧耗量，并使呼吸加深而使痰易于排出，故能止咳平喘。

健康顾问

宜食人群：低血糖患者、口干饥渴者、低血钾患者、缺铁性贫血患者、肝病患者。

忌食人群：糖尿病患者、内热生疮患者、痈疖患者、面部痤疮者。

4 益于肝脏

桃仁提取物可扩张肝脏门静脉，促进肝血循环，降低血管阻力，提高肝脏、脑血流速度，从而降低门静脉压；可提高肝组织胶原酶活性，促进肝内胶原酶的分解代谢，抑制肝纤维组织增生，有明显的抗肝纤维化、早期肝硬化的作用，对酒精中毒所致肝脏损害亦有保护作用。

5 活血化瘀

桃仁能促进初产妇子宫收缩，还有和缓的活血化瘀作用，故女性经期时宜食。少女在月经初潮后一段时间，往往月经尚未正常来潮，可多吃些桃或桃脯，对因过食生冷而诱发痛经者更宜。

6 防治肿瘤

桃仁所含苦杏仁苷的水解产物氢氰酸、苯甲醛对肿瘤细胞有协同破坏作用。

葡　萄

葡萄又名蒲桃、山葫芦、草龙珠、菩提子等，果实汁多味美。葡萄原产于西域，是2000多年前张骞出使西域时，发现并带回我国的。全世界如今有葡萄品种8000余种。我国有1000多个品种，新疆的吐鲁番葡萄分去半壁江山，高达600多种，其中最著名的是以制葡萄干为主的无核白，以鲜食为主的马奶子、红葡萄，以及药用的索索葡萄，据《大明会典》记载，索索葡萄的价值比骆驼皮和水獭皮还高。欧洲优良的葡萄品种有玫瑰香、牛奶、意大利红宝石、龙眼、无核白鸡心、红地球、秋黑、巨峰等。

葡萄的含糖量达8%～10%，并含有多种无机盐、维生素，以及其他对生理调节功能有益的物质。此外，它的含钾量也相当高。

1 补益营养，消除疲劳

葡萄中葡萄糖、氨基酸、有机酸、维生素等含量充沛，可营养机体、补益气血、兴奋大脑神经等，能治疗神经衰弱、消除过度疲劳，是补诸虚不足、延长寿命的良品。

2 防治动脉粥样硬化

葡萄汁在增加血浆中高密度脂蛋白的同时，能减少低密度脂蛋白含量（低密度脂蛋白可诱发动脉粥样硬化；高密度脂蛋白不会诱发动脉粥样硬化，反而能抗动脉粥样硬化），常食葡萄或葡萄酒可降低冠心病死亡率。

3 抗病毒，杀细菌

葡萄含天然聚合苯酚，能与病毒、细菌中的蛋白质化合，使之失去传染疾病的能力。

4 抗贫血

葡萄含丰富的具有抗恶性贫血作用的维生素 B_{12}（恶性贫血与维生素 B_{12} 不足有关），尤其是带皮葡萄发酵制的红葡萄酒中维生素 B_{12} 含量达 12 ~ 15 毫克 / 升。故常饮红葡萄酒，有益于防治恶性贫血、白细胞减少。

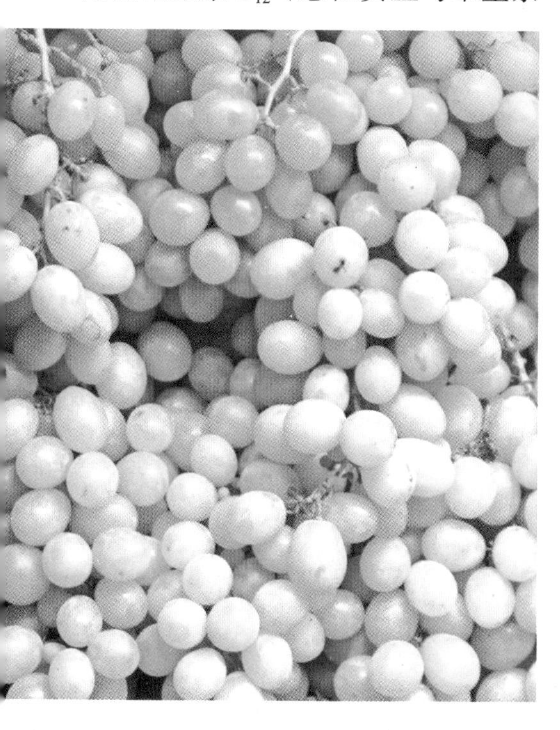

5 防治肿瘤

葡萄所含白藜芦醇化合物可防止正常细胞癌突变、抑制已恶变细胞扩散，有较强的抗癌功能。食葡萄最好不吐葡萄皮，因葡萄皮受到外界压力时可产生植物防御素，而能抗氧化、抗突变、消炎等，更可抑制肿瘤细胞生成，阻止肿瘤生长。

猕猴桃

猕猴桃，又名白毛桃、毛梨子、藤梨、山洋桃、猕猴梨、猴仔桃、金梨、野梨、狐狸桃等，属藤本植物，叶子互生，圆形或卵形，果皮上有淡色茸毛，果肉色如翡翠，皮薄汁多，酸甜可口。

猕猴桃原产于我国，是猕猴喜爱的一种野生水果，故称猕猴桃。唐时便已出现人工栽种猕猴桃，历史十分悠久。

猕猴桃富含维生素 C，在众多水果中名列前茅，是柑橘的 5 ~ 10倍，

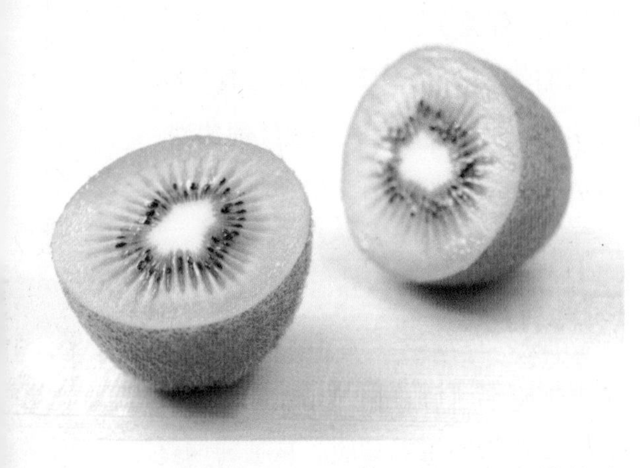

苹果的 20 ~ 80 倍，加之富含其他多种营养物质，故被营养师称为“营养活力来源”。正因如此，猕猴桃现已成为广受人们喜爱的水果之一。

猕猴桃的果肉中还含有一种酶，有助于肉类纤维蛋白质的分解。据说，常吃猕猴桃的人皮肤特别细嫩光滑，富有弹性，因此，猕猴桃被誉为“青春果”。有的学者认为，猕猴桃是一种长寿果品，有抗肿瘤、抗衰老作用，称它为“长生果”。

1 助消利肠

猕猴桃所含蛋白水解酶能帮助食物（尤其是肉类食物）内蛋白质水解、消化、吸收，阻止蛋白质凝固；所含纤维素、果酸可促进肠道蠕动，帮助排便。

2 防治心脑血管病

猕猴桃鲜果及果汁制品能减少血清胆固醇、三酰甘油含量，降低血压。

3 乌发美容

猕猴桃含营养头发的多种氨基酸、维生素 B_3、叶酸、酪氨酸等，能让头发乌黑亮丽。

4 增强免疫力

猕猴桃中维生素 C 含量特别多，而且利用率特别高，能抗细菌、抗病毒、促进幼儿智力发育。

5 解毒护肝

猕猴桃有助于汞的排泄，能解除汞毒，降低血汞，改善肝功能，可作为汞中毒的解毒食品。

6 防治肿瘤

猕猴桃中多糖复合物能增强机体免疫力，果汁能阻断致癌物质 N- 亚硝基吗啉等在人体内合成，尤其对癌变细胞有直接拮抗作用。

健康顾问

癌症患者、高血压患者、冠心病患者、黄疸肝炎患者、关节炎患者、尿道结石患者、食欲不振者、消化不良者、航海等特种工作人员、老弱病患者等宜食。

梨

梨又称雪梨、鸭梨、白梨、黄梨、快果、果宗、玉乳、蜜父等，树开白花，果实多汁，既可食用，又可入药。梨的品种很多，我国原产名优品种有鸭梨、雪花梨、砀山酥梨、苹果梨、南果梨、库尔勒香梨等，国外引进的优良品种有巴梨、茄梨、红茄梨、伏茄梨、幸水等。

1 祛痰止咳

梨含配糖体、鞣酸等，能祛痰止咳，尤于肺结核咳嗽有良效。尚能润喉清爽，可养护咽喉。

2 降压利肝

梨可软化血管壁，增加血管弹性，降低血压；肝阳上亢或肝火上炎型高血压患者常食梨能使血压恢复正常，改善头晕、目眩等症状。

3 增强心肌活力

维生素 B_1，维生素 B_2，维生素 B_3 等在梨中非常丰富，它们能保护心脏，减轻疲劳，增强心肌活力，降低血压，保持身体健康。

4 养肝护肝

梨含丰富糖类、多种维生素。糖类中果糖占大部分，易吸收，促食欲，且能利尿退黄，对肝炎、肝硬化者的肝脏具保护作用，可促进黄疸消退、恢复肝功能。

5 防治糖尿病

梨所含可溶性食物纤维果胶能延缓葡萄糖的吸收，降低空腹、餐后血糖水平，减低糖尿病患者对胰岛素、降血糖药物的需要。

6 助消通肠

梨中果胶含量很高，能促进胃酸分泌、增食欲，比苹果更有助于消化，促进大便排泄。

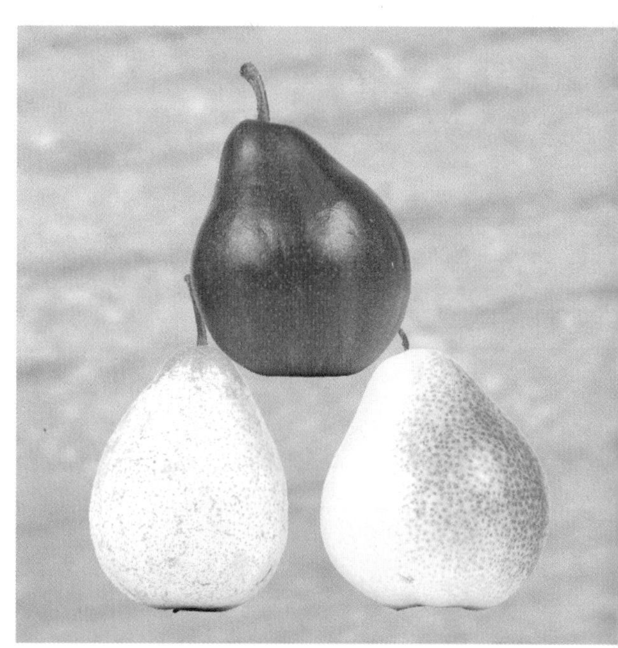

7 生津解渴

梨可清热除烦，醒酒。尤其是酒后或秋燥季节吃梨，能醒酒止渴润燥。

菠　萝

菠萝又名凤梨、地菠萝、番梨、露兜子、王梨、婆那娑、天婆罗、树婆罗、优珠昙等，夏季开紫色花，果实密集在一起，外部呈鳞片状，是热带和亚热带地区的著名水果。菠萝果形美观，汁多味甜，有特殊香味，是深受人们喜爱的水果。菠萝树是一种原产于中、南美洲的热带果树，我国台湾、广东、广西、福建等地均有种植。

菠萝的原产地虽然不在中国，但用它酿酒却是我们的创举。雷州半岛是我国的菠萝之乡，徐闻县连绵起伏近30万亩的菠萝园，堪称“菠萝的海”，这里酿制出的优质菠萝酒享誉全球。

1 生津解渴

菠萝含大量维生素C及糖类、水分、无机盐、各种有机酸等，能有效补充人体水分、电解质、营养物质。

2 助消化，利排尿

菠萝果皮富含菠萝蛋白酶，有助胃分解、消化蛋白质。尤其是过食肉类、油腻食物后吃些菠萝更宜。所含糖分可渗透性利尿，某些酶类亦有利尿作用，适用于肾炎、高血压患者。

3 抗血栓

菠萝果肉所含生物碱、菠萝蛋白酶能加速溶解纤维蛋白、蛋白凝块，溶解导致心脏病发作的血栓，从而改善局部血液循环，起到消炎、消肿、抗血栓的作用。

草　莓

草莓又叫大草莓、洋莓果、野草莓、凤梨草莓、麝香草莓、红莓、杨梅、地莓等，属蔷薇科植物。草莓是世界上七大水果之一，它繁殖快，生长周期短，色泽鲜红，形如心脏，香气清新，味美甘甜，可谓色、香、味俱全，是水果中难得的三者和谐统一的珍品，因此素有“果中皇后”的美誉。

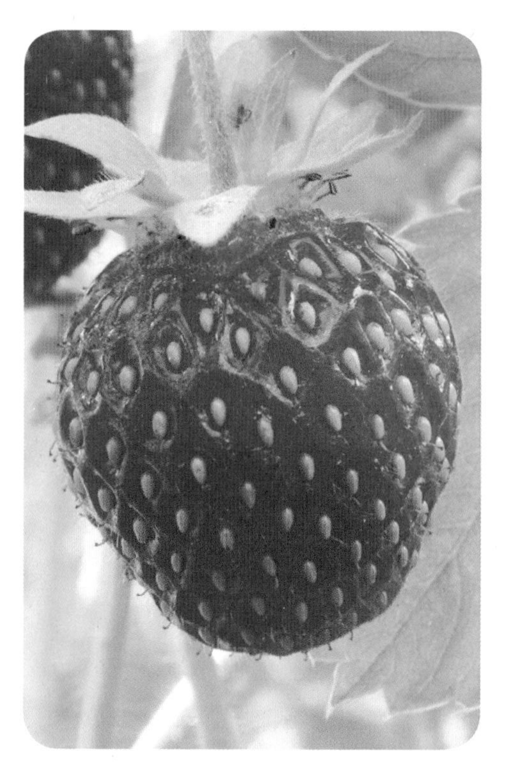

草莓的栽培始于14世纪的法国。草莓品种繁多，但我国仅有10多种，主要有五月香、柴晶、广州地绵、鸭嘴、中心果、小鸡心等。美国、波兰和俄罗斯是世界上种植草莓最多的国家。我国种植草莓的时间不长，且多栽培在城市郊区，产量较多的有北京、天津、沈阳、杭州等市。

1 健身强体，养颜美容

草莓含丰富营养物质、微量元素等，有助于增强机体免疫力，增强体质。草莓富含维生素C，经常多吃草莓对女性头发、皮肤均有很好的保健作用；所含天冬氨酸具减肥疗效。

2 滋阴养血

草莓含多种糖类、有机酸、氨基酸，且含量比例适当，易被人体吸收而补充血液容量、维持体液平衡。常食草莓有养血、补血作用。

3 调脾胃，增食欲

草莓养胃生津，饭前食可刺激胃液大量分泌，促消化，增食欲，可改善食欲不振、餐后腹胀等症状。草莓富含的维生素、果胶还能改善便秘，防治痔疮、结肠癌、高血压、高胆固醇血症等。

4 凉血解毒，疗疮排脓

草莓含多种有机酸、维生素、矿物质，敷疮疖患处，可凉血解毒、排脓生肌。

5 防治肿瘤

草莓所含鞣花酸可抗癌，且能抑制恶性肿瘤细胞生长。

荸　荠

荸荠又名马蹄、地栗、水芋、乌芋、红慈姑、凫茈、地梨、乌茨等，形如马蹄，色、性味、组织成分、功用等与栗子相似，因为生长在泥土里，故称之马蹄、地栗。

健康顾问

宜食人群：发热口渴者、慢性气管炎患者、咽干喉痛患者、消化不良者、原发性高血压患者、全身水肿患者、小便不利患者、小儿麻疹患者、麻疹透发不快患者、癌症患者、宿醒未解者、湿热黄疸患者。

忌食人群：虚寒性体质者、血虚患者、胃寒患者、女性月经期间、糖尿病患者。

荸荠的故乡在中国，早在2000多年前我国就已栽培荸荠。其性喜温湿，因此南方种植较多。荸荠通常种在大水田里，皮多为赤褐色或黑褐色，其肉洁白，且味甜多汁，清脆可口，被誉为“地下雪梨”。它既可作为水果生食，清热泻火，又可作为蔬菜烹饪，味美可口，因此深受大众喜爱。

1 清热化痰

荸荠富含黏液质，可生津润肺清热，用治阴虚肺热咳嗽、咳吐黄黏脓痰等。

2 生津止渴

荸荠多汁，可辅治糖尿病尿多症，热病津伤口渴、胸中烦闷均宜。

3 利肠化积

荸荠含粗蛋白、淀粉，能促进肠蠕动，所含粗脂肪滑肠通便，可用治便秘、痞积等。

4 通淋利尿

荸荠水煎汤汁能利尿排淋，用治尿淋沥涩痛、泌尿系统感染。荸荠苗利尿消肿，可治肾炎水肿。

5 抑细菌，抗病毒

荸荠含不耐热的抗菌成分荸荠英，可抑制金黄色葡萄球菌、大肠埃希菌等细菌以及流脑、流感等病毒。

6 美容祛斑

荸荠含多量维生素A、维生素C等，能抑制皮肤色素沉着、脂褐质沉积。

7 抗肿瘤

荸荠含防治肿瘤有效成分，荸荠各种制剂均可抑瘤，多辅治肺癌、食管癌、乳房癌。

柿　子

柿子又名稗、米果、猴枣、金棵、红柿、大盖柿等。柿子的故乡

在中国，世界各地的柿子品种几乎都来自我国。我国栽种柿子的历史已有3000多年。柿子主要产在黄河流域，但北方和江南地区也有分布。柿子品种繁多，大约有300多个品种。其中著名品种有北京的大磨盘柿，河北的莲花柿，陕西的鸡心柿、黄柿和尖柿，山东菏泽的镜面柿，浙江杭州的方柿，此外，还有河北易县的甜心柿，安徽的铃灯柿等。

柿子营养丰富，全身是宝，制成的柿饼可治吐血、咯血、痔漏等症；柿霜、柿蒂、柿糕有降血压的功效，还有一定的抗病毒功效。在古代柿子有“铁杆庄稼”之称。所谓“铁杆”，是指它树大强健、长寿果丰，旱涝保收；“庄稼”本是粮食的同义语，故又叫它“木本粮食”。

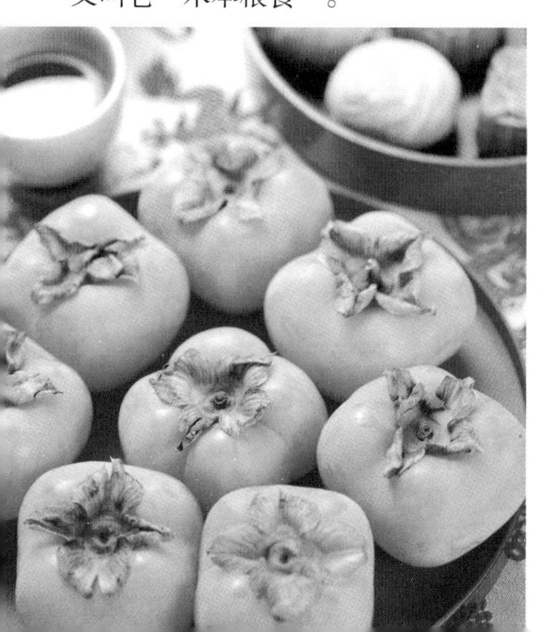

1 补充营养，润肺生津

柿子含大量水分、糖、维生素C、蛋白质、氨基酸、甘露醇等，能为机体有效补充水分、多种营养物质及细胞内液，起到润肺生津之效。

2 改善心血管功能，降压

柿子所含黄酮苷可降低血压，软化血管，增加冠状动脉血液流量，且能活血消炎，可改善心血管功能。

3 健脾开胃，涩肠止血

柿子含大量有机酸、鞣质，对肠道有兴奋作用，能改善胃肠消化功能，增食欲；又因酸性收敛，鞣质能收涩、止血，可用治血痢、痔血。

4 解　酒

柿子含大量水分、甘露醇等，可帮助机体对酒精的排泄，促进血液中乙醇的氧化，减少酒精对机体的伤害，醒酒解醉。

山　楂

山楂又名棠林子、红果、山里红、猴楂、鼠查、胭脂果、羊梂、赤枣子、酸枣、映山红果、海红、山梨，是多枝灌木植物。山楂树高

1米左右，开白花，果实圆球形，红色或金黄色，味酸涩微甜，营养丰富，是我国独有的水果品种，在北方多有栽种。

我国栽培山楂历史悠久，最早可追溯到3000多年前。山楂具有很高的营养和医疗价值，常食可预防各种疾病的发生，使人延年益寿，被视为“长寿食品”。国内较为著名的山楂品种有大山楂、猴山楂、野山楂和云南山楂等。

1 助消化

山楂所含多种有机酸、维生素C可提高胃蛋白酶的活性，增加胃消化酶分泌，促进蛋白质分解消化。

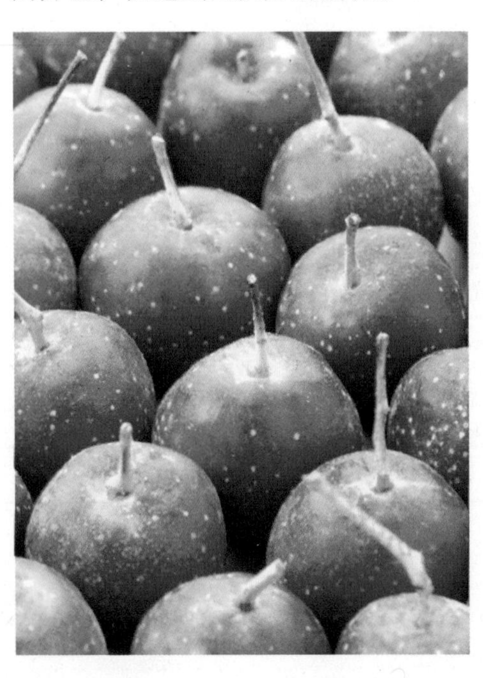

2 健脾胃

山楂可调节胃肠道功能，对活动亢进胃肠平滑肌有抑制作用，而对松弛胃平滑肌有轻度增加收缩作用。

3 祛痰平喘

山楂所含皮苷可扩张气管，促进气管纤毛运动，排痰平喘，常用治气管炎。

4 降血压

山楂水解物山楂黄酮类、三萜类能扩张外周血管，增加冠状动脉、肾和肌肉中血液流量，有缓慢而持久的降压作用。

5 降血脂，抗动脉粥样硬化

山楂所含三萜酸成分能抑制胆固醇的合成，从而具有明显的降血脂作用。山楂浸膏醇提取物可明显降低血清总胆固醇，消除冠状动脉的脂质沉积、弹性纤维断裂、缺损、溃疡、血栓形成等，预防动脉粥样硬化。

6 抗心绞痛

山楂可增加冠状动脉血液流量，降低心肌耗氧量，对心肌缺血、缺氧有保护作用。山楂黄酮能抑制或减轻各种原因诱发的心律失常，并能较快地使其恢复正常。

7 养心强心

山楂黄酮有强心作用，可增加心脏血输出量，减慢心律，使心脏收缩加强，消除心脏疲劳。山楂提取物能增强心肌收缩力，且持续时间较长。

8 杀菌抗炎

焦山楂、生山楂均对痢疾杆菌有较强的抑制作用，并可明显抑制金黄色葡萄球菌、乙型链球菌、大肠埃希菌、变形杆菌、炭疽杆菌、白喉杆菌、伤寒杆菌、绿脓杆菌等，适宜肠道感染者。

9 收缩子宫

山楂可收缩子宫，促进子宫复原，扩张血管，使宫腔内血块排出等。

樱　桃

樱桃又名含桃、荆桃、宋樱、朱果、樱珠、家樱桃、朱桃、莺桃等，属落叶乔木。叶子长卵圆形，开白色或粉红色花，果实小而圆，如同樱珠一般，故称“樱桃”。樱桃素有“春果第一枝”之称，因为它是一年中最早成熟的果实。

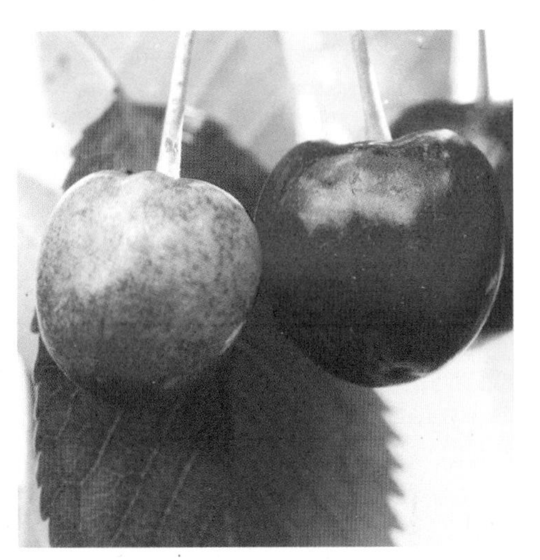

樱桃是一种国际化的水果，许多国家和地区都有栽培。我国是樱桃的原产地之一，主要栽培的樱桃有4种，即中国樱桃、甜樱桃、酸樱桃和毛樱桃。

樱桃个头虽小，营养价值却特别高。它的含铁量竟高居众果之首，几乎是等量苹果的20倍。

1 抗贫血，健脑益智

樱桃含铁量居水果之首，而铁是合成人体血红蛋白、肌红蛋白的重要原料，在人体免疫、蛋白质合成、能量代谢等过程中具有重要作用。常食樱桃可补充体内对铁的需求，促进血红蛋白再生，既防治缺铁性贫血，又增强体质、健脑益智。

2 防治麻疹

樱桃核可发汗透疹解毒。

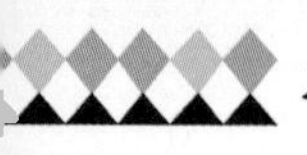

3 养颜驻容，美发

樱桃所含蛋白质、糖类、磷、维生素A、维生素C等均比苹果、梨高，尤其是含铁量高。常用樱桃汁涂擦面部及皱纹处，能使面部皮肤红润嫩白，去皱消斑。常食樱桃还能养发护发。

4 疗伤止痛

樱桃可治烫伤，可收敛止痛，防止伤处起泡化脓。还能治疗轻、重度冻伤。

5 祛风除湿

樱桃性温热，补中益气，祛风除湿，对风湿腰腿疼痛有良效。

桑 葚

桑葚又名桑实、乌葚、黑葚、文武实、桑枣、桑葚子、桑果、桑粒、桑蔗。

桑葚具有天然生长、无任何污染的特点，所以它又被称为“民间圣果”。桑葚含有丰富的活性蛋白、维生素、氨基酸、胡萝卜素、矿物质等成分，它的营养是苹果的5～6倍，葡萄的4倍，具有多种功效，被医学界誉为“最佳保健果品”。

1 补充营养，增强抵抗力

桑葚所含的大量水分、糖类、多种维生素、胡萝卜素、人体必需微量元素等能有效扩充人体血液容量，促进造血功能，增强机体免疫力。

2 健脾胃，助消化

桑葚含鞣酸、脂肪酸、苹果酸等营养物质，能帮助脂肪、蛋白质、淀粉消化吸收，增强肠蠕动。

3 乌发美容

桑葚含大量人体所需营养物质，可用来美容，如其含的乌发素，能使头发变得黑而亮泽。

4 滋补肝肾

桑葚与枸杞子或何首乌配用，可

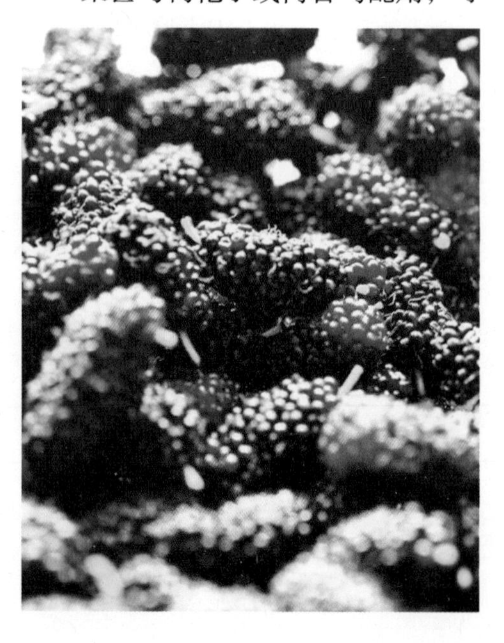

治肾虚、须发早白、眼目昏花、阳痿、遗精、不育等。贫血、慢性肝肾疾病者亦可常服桑葚或桑葚蜜。

5 防止血管硬化

桑葚所含脂肪酸主要由亚油酸、硬脂酸、油酸组成，可抑制脂肪合成，分解脂肪，降低血脂，阻止脂质在血管内沉积，防止血管硬化等。

6 防治肿瘤

桑葚所含多种物质成分都能增强机体免疫力，促进T细胞成熟，预防肿瘤细胞扩散，避免肿瘤的生成。

杏

杏又名杏实、甜梅、叭达杏等。杏花为粉红色；果实为圆形，成熟后呈黄色或橘红色；果肉柔软，香气扑鼻，酸甜多汁，是夏季主要水果之一。杏分布十分广泛，我国各地均有栽培。杏富含各类营养物质，被誉为“抗癌之果”。

1 提高免疫力

杏含大量多种营养物质，可补充人体所需的营养，提高机体抗病能力。

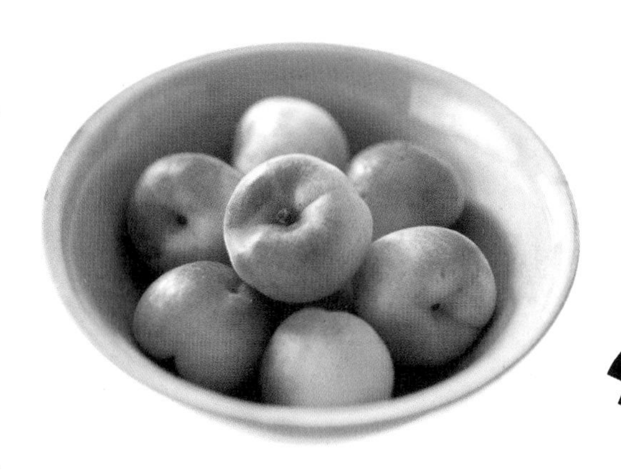

2 生津止渴

杏所含柠檬酸、苹果酸等能生津止渴，可用于治疗咽干烦渴。

3 止咳平喘

苦杏仁含苦杏仁苷，在体内分解后可产生微量氢氰酸，对呼吸中枢有抑制作用，使呼吸运动趋于安静，具有较强的镇咳、化痰、平喘作用。

4 滑肠通便

杏含较多脂肪油，能润滑肠道，促进胃肠蠕动，减少粪便与肠道的摩擦，促进大便排泄。

5 保护视力

杏中维生素A含量十分丰富，能保护视力、预防目疾。

6 杀虫抗菌

苦杏仁能抑制伤寒杆菌、副伤寒杆菌等细菌及杀灭寄生虫。

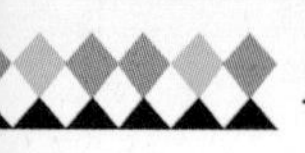

健康顾问

宜食人群：急慢性气管炎患者、肺癌患者、鼻咽癌患者、乳腺癌患者、头发稀疏者。

忌食人群：产妇、小儿。

柚

柚又名文旦、臭橙、抛、雪柚、胡柑、朱栾、香栾等，属常绿果树乔木，一般在10～11月份果实成熟时采摘。它的果实小者如柑或橘，大者如瓜，黄色的外皮很厚，果肉较粗，味道甜酸可口，也有略带苦味的。

柚子产地极广，东南亚和美洲许多国家及地区都有种植。我国在2000多年前就出现了柚子栽培，历史可谓十分悠久。柚子多产于南方地区，其中广西的沙田柚、福建的坪山柚则是驰名中外的佼佼者。

柚子在我国颇受人们青睐，它个大体圆，被人们认为是亲人团圆和生活美满的象征，因此每年中秋佳节，人们都会准备好柚子、月饼一起赏月过节。而且柚子富含营养，果皮、花都可入药，简直一身是宝。

1 消炎抗菌

柚皮苷元、橙皮苷与其他黄酮类相似，具消炎功能，能抑制金黄色葡萄球菌、大肠埃希菌、痢疾杆菌、伤寒杆菌的生长。

2 降低血糖

鲜柚子果汁含胰岛素样成分，能降低血糖，适宜糖尿病、肥胖症患者。

3 防治心脑血管病

柚含黄酮类（柚皮苷等），适宜心脑血管病特别是冠心病患者食用，能抑制血小板的凝聚，增强血液浮悬的稳定性，加快血流等。

4 祛痰镇咳

柚外层果皮即为常用中药化橘红，其所含柠檬烯、蒎烯吸入后可使

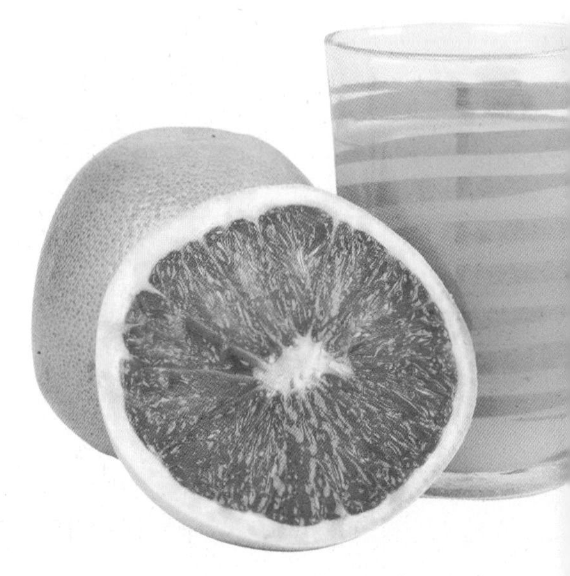

呼吸道分泌物变多变稀，有利于痰液排出，具良好祛痰镇咳作用。

5 治白内障

柚中某些成分能抑制眼醛糖还原酶，对治疗白内障有作用。

柑

柑又名柑子、金实、木奴、柑果、瑞金奴等，属常绿灌木，开白色花，果实圆形稍扁。柑和橘自古并称，它们在外形上十分相似，不过柑比橘大，底部微凹，果皮较厚，呈橙黄色，极易剥离；而且柑比橘要甜，虽然也略带酸味，但并非酸性食物。

柑原产于我国，早在4000多年前就有它的身影。柑的种植现已遍及全球，但主要产地还是中国。柑在我国亚热带地区广为栽种，自长江流域到福建、浙江、两广、云贵乃至台湾等地都产柑橘。

柑橘与“甘吉”谐音，在我国部分地区素来是大吉大利的象征。人们过年常以柑橘互赠相贺。

1 祛痰止咳平喘

柑皮与橘皮一样含丰富橙皮苷、川陈皮素、挥发油等。挥发油主要成分为柠檬烯、蒎烯等，具有化痰、止咳、平喘等功能。

2 润喉利咽，生津止渴

柑果含大量的维生素以及有机酸，为胸膈烦热、口干欲饮、咽喉疼痛者之佳品。

3 消炎，降压降脂

柑果所含橙皮苷、维生素P等对血管具消炎、降血脂、降血压等的作用。

4 疏肝散结，利尿醒酒，温肾止痛

柑果能入膀胱经，有利尿作用；柑核性温，可温肾止痛、行气散结，是治疗肾冷腰痛、小肠疝气、睾丸偏坠肿痛的良药。

橙

橙又名橙子、广柑、雪柑、印子柑、黄果、金球等。果实为圆球形，外形整齐漂亮，颜色鲜艳，酸甜可口；果皮又名黄果皮、理陈皮，富含维生素A及果

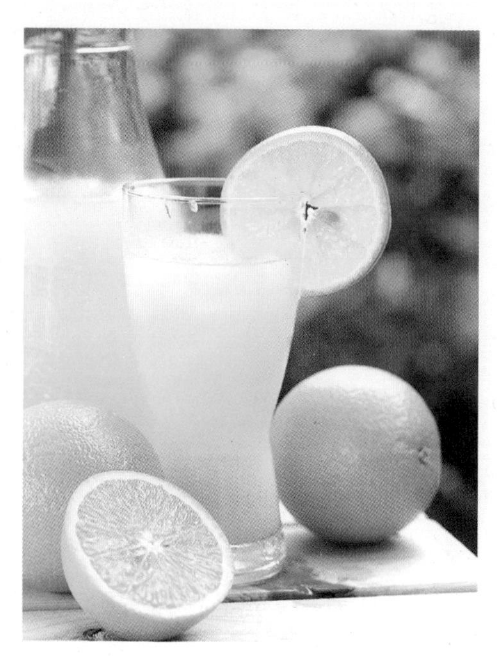

酸，有香气。橙原产于我国，栽培历史悠久，现主要产于我国南方各省。橙被称为“疗疾佳果”，是深受人们喜爱的水果。橙种类繁多，备受青睐的主要有脐橙、冰糖橙、血橙和美国新奇士橙。

1 保护毛细血管

橙所含维生素 B_1，维生素 C 以及橙皮苷均可降低毛细血管脆性，保护毛细血管，防止毛细血管出血。

2 调节代谢

橙所含的丰富的维生素 C、维生素 P 及有机酸等可明显调节人体新陈代谢，增强机体抵抗力。

3 理气通乳

橙能疏肝理气，促进乳汁通行。

4 利膈消食

橙皮所含果胶能促进肠道蠕动，加速食物通过消化道，防止胃肠胀满充气，促进消化。

5 宽胸降气，止咳化痰

橙皮所含橙皮油能增加呼吸道分泌物而祛痰，对慢性气管炎、肺炎有效。

花　生

花生又名地果、番果、地豆、落地松、落花参、土露子、落花生，为豆科植物落花生的种子。它含有多种营养成分，正由于其营养丰富、全面，因而在民间被誉为“长生果”。

1 补充营养，促进细胞发育，增强记忆力

花生含大量的营养物质。花生蛋白质为优质蛋白，易为人体所吸收；含钙量较高，有利于促进人体生长发育；花生含 10 多种人体必需氨基酸，其中赖氨酸能提高儿童智力，谷氨酸、天门冬氨酸可促使细胞发育和增强大脑记忆能力。

2 防治心脑血管病

花生油含大量亚油酸，能将体内胆固醇分解为胆汁酸排出体外，降低血脂，阻止血中胆固醇在体内沉积，防治冠心病、动脉硬化。

3 润肺止咳

花生含丰富脂肪油，可润肺止咳，常用于久咳气喘，咳痰带血等。

4 延缓衰老

花生中赖氨酸可防止皮肤老化、人体早衰，且其儿茶素成分也具抗老化作用。故花生被称为“长生果”。

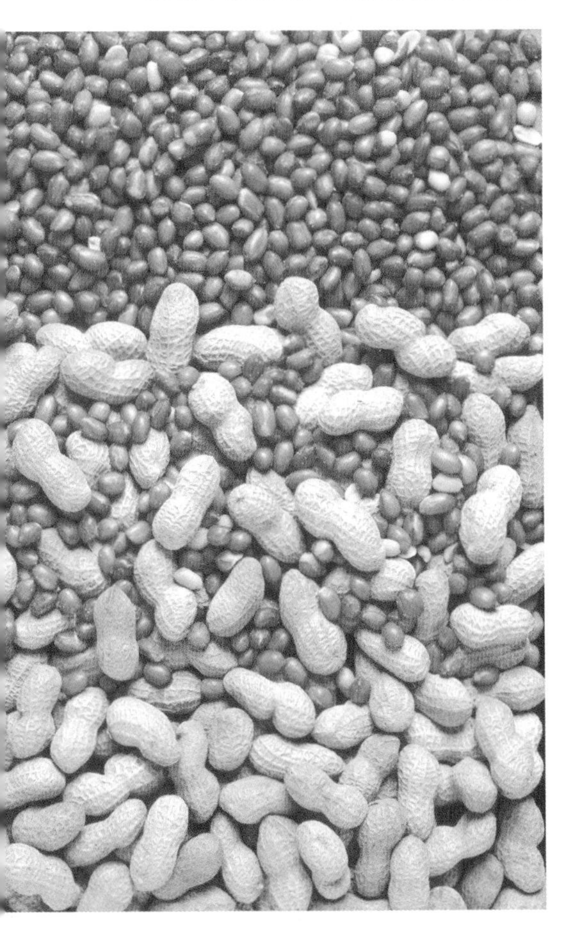

5 凝血止血

花生衣含油脂、多种维生素以及使凝血时间缩短的物质，能对抗纤维蛋白的溶解，促进骨髓制造血小板，缩短出血时间，提高血小板质量，增强毛细血管收缩，对多种病因诱发的出血均有止血作用，对原发病有治疗作用，对人体造血功能有益。

6 健脾和胃，防肠癌

花生纤维组织中可溶性纤维吸取某些毒素，从而降低有害物质在体内的积存和所产生的毒性作用，降低肠癌发生率。

7 补血通乳

花生含丰富脂肪油、蛋白质，对产后缺乳者有滋补气血、通乳作用。

松　子

松子又名罗松子、海松子、红松果等。松子温胃肠，久服可轻身，延年益寿，素有“长寿果”的美誉，被现代人称为“坚果中的鲜品”，深受人们喜爱。

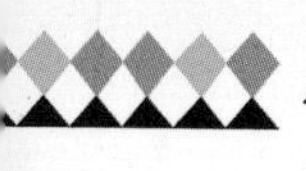

1 促进大脑发育

松子所含脂肪多为油酸、亚油酸、亚麻油酸等，能为大脑、神经组织提供原料，促进儿童生长发育和病后身体恢复，改善大脑功能，起到强壮滋补作用。

2 降血脂，防治心血管病

松子含有大量的油酸、亚油酸等不饱和脂肪酸以及多种微量元素，既可降低血脂，增强小动脉血管弹性，又能调节毛细血管收缩和扩张，防治心血管病。

3 润肠通便

松仁脂肪含量极高，能润肠通便，缓泻而不伤正气。其适宜于老年人和病后、产后体虚便秘者、小儿津亏便秘等人群食用。

4 润肤泽颜，乌发美容

松子中富含油脂、其他多种营养物质，有显著的辟谷充饥，补阴养血，滋润五脏，润肤细腻，黑泽毛发，充养肌腠，养颜驻容，保持健康形态之功效。

5 降压镇静

松子所含掌叶防己碱有降压、镇静作用，对某些细菌和真菌有抑制作用。

无花果

无花果又名文仙果、奶浆果、品仙果、蜜果、优昙钵、映日果、天生子、隐花果等。由于树叶厚大浓绿，花常被掩盖不见，人们认为它“无花而实”，所以称之为无花果。

无花果的故乡在阿拉伯南部，大约在唐代传入我国，迄今已有1300余年的历史。目前全国各地均有种植，但主要产地在新疆、山东、江苏、广西等地，而其他地区仅少量种植。

无花果熟时，果肉酥软且无核，味道甘甜，营养非常丰富，具有很好的食疗功效。

1 补充营养，增强抵抗力

无花果含有丰富的糖类、脂类、蛋白质、纤维素、维生素、无机盐、人体必需的氨基酸等，可有效补充营养，提高机体免疫细胞活力，增强机体抗病能力。

2 健脾消食，润肠通便

无花果含苹果酸、柠檬酸、脂肪酶、蛋白酶、水解酶等，能促消化，增食欲；含多种脂类，可润肠通便。

3 降脂降压

无花果所含脂肪酶、水解酶等可降低、分解血脂，减少脂肪在血管内的沉积，降血压，预防冠心病。

4 润喉利咽，抗炎消肿

无花果所含柠檬酸、延胡索酸、琥珀酸、苹果酸、丙二酸、草酸、奎宁酸等可抗炎消肿利咽。

饮水的学问

水是生命之源，也是维持人体生理活动与新陈代谢的重要物质，是人体必需的营养物质之一，人体组织的 3/4 是由水分构成的，每个活动细胞、每个组织内部的基本成分都离不了水，因此人们每天都要饮水。健康的人，每天需饮水 2000 ~ 3000 毫升。一旦失水（即感口渴），失水量占体重 20%时，就会发生机体代谢的紊乱，当失水量超过 25%时，便会导致死亡。

但饮水也有禁忌：

一、忌饮水过量。因过度地急剧性饮水，也易导致机体水中毒，人体水分一旦过多，肾脏来不及排出，结果积蓄在细胞外液中，人体渗透压便下降，使水分进入细胞，产生细胞间隙水肿，细胞肿胀，血容量增加，引起组织代谢紊乱、失常，以致死亡。

二、忌一次性地暴饮，否则，会冲淡胃液，带来消化系统的疾病。

三、忌长期饮用蒸馏水，因水是矿物质的重要来源之一，而蒸馏水几乎不含矿物质，如长期饮用，就会引起胸闷、恶心、痢疾、体力衰退、性情急躁等症状。

四、忌饮生水，水未煮沸，常常有不洁的杂质存在，容易导致疾病的发生。

五、忌饮有水垢的水，因日常使用的水壶或保温瓶之类的盛水容器，底部与内腔结上一层黄白色沉淀物，这便是水垢。它的主要成分是碳酸钙和一些重金属元素，其中如钢、铝、铁、砷、汞以及致癌物亚硝酸盐等，它对人体健康有害，易导致神经、消化、泌尿以及造血系统发生病变。夏天，人们惯用旧保温瓶装茶水、牛奶及其他果汁饮料，水垢中所含的那些重金属元素，遇到酸、碱、醇、脂类等化学成分就会溶解，使水垢溶入茶水、牛奶、果汁，不利于身体健康。正确的方法应用碱水或加热后的米醋装入容器，反复摇晃，清除水垢后，才可装东西。

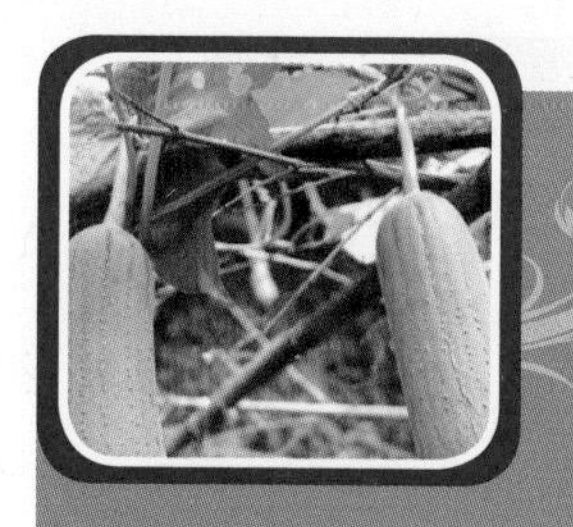

蔬菜类

蔬菜是人们日常饮食中必不可少的食物之一。其中含有70%～90%的水分、微量元素、碳水化合物、纤维素等营养成分，还可提供人体所必需的多种维生素和矿物质。

韭　菜

韭菜又名扁菜、起阳草、钟乳草、草钟乳、懒人草、懒人菜、长生韭、壮阳草。原产于亚洲东部，我国栽培历史悠久，春秋时期《诗经》有“献羔祭韭”的诗句。在北方，韭菜是过年包饺子的主角。其颜色碧绿、味道浓郁，无论用于制作荤菜还是素菜都十分提味。

1 补肾壮阳

韭菜性温、味辛，补肾起阳，中医将其作为治疗肾阳虚衰所致的性欲低下、阳痿、遗精、早泄等的常用药物之一。

2 润肠通便

韭菜含大量膳食纤维。纤维素不易被人体消化吸收，能增强胃肠蠕动，增加排便，治疗便秘，预防肠癌。

3 益肝健胃

韭菜含挥发性精油、硫化物等特殊成分，散发出一种独特的辛香气味，有助于疏调肝气，增食欲，增强消化功能。

4 抗　癌

韭菜含大量维生素、膳食纤维，用于防治食管癌、胃癌或肠胃溃疡、慢性胃炎等，对预防肠癌亦有积极作用。韭菜里所含挥发性酶能激活巨噬细胞，预防肿瘤细胞转移、肿瘤复发。

5 抗　癌

韭菜对烧伤后绿脓杆菌感染有良好的抑制作用，对痢疾杆菌、伤寒杆菌、大肠变形杆菌、金黄色葡萄球菌亦有抑制作用。

6 防治肥胖

韭菜通便，能减少肠道脂性物质的吸收，从而促使减肥。

7 防治心脑血管病

韭菜对高血脂、冠心病患者有好处，其中除纤维素发挥作用外，挥发性精油、含硫化合物更具降血脂的作用。

健康顾问

宜食人群：寒性体质者、阳事衰弱患者、阳痿患者、遗尿患者、早泄患者、尿频患者、女性阳气不足者、行经小腹冷痛患者、产后乳汁不通者、跌打损伤者、吐血患者、尿血患者、噎膈反胃患者、大便干结患者、习惯性便秘患者、痔疮患者、癌症患者。

忌食人群：阴虚火旺者、胃虚有热者、溃疡病患者、眼疾患者、疟疾患者。

芹　菜

芹菜又名香芹、蒲芹、药芹、野芹，属一年或二年生伞形科草本植物。茎圆柱形，上部分分枝，有纵棱及节。单数羽状复叶，倒卵形至矩圆形，裂片呈三角状圆形，尖端常见三裂，边缘有粗齿。初春开白色小花，复伞形花序侧生或顶生。芹菜是普通蔬菜，既可热炒，又能凉拌，深受人们喜爱。诸多研究表明，它具有很好的药用价值。旱芹原产于我国，其历史悠久，春秋时期，《诗经》有“言采其芹”的诗句，现在全国各地均有栽培，喜凉爽气候，春秋季种植，质好产量高。

1 平肝降压

芹菜含酸性降压成分，有明显降压作用，主要通过主动脉弓化学感受器调节所致；血管灌流可使血管扩张；用主动脉弓灌流法能对抗烟碱、山梗茶碱诱发的升压反应，并可诱发降压。芹菜膳食纤维有明显降压利尿作用，还能降低血中胆固醇浓度。

2 养血补虚，美容洁面

芹菜含铁量较高，能补充女性经血的损失，食之能避免皮肤苍白、干燥、面色无华，且可使目光有神，头发黑亮。

3 改善生理，提高免疫力

常食芹菜可促进激素分泌，改善生理不调和更年期障碍，更可保持肌肤弹力。多吃芹菜还可增强抗病能力。

4 镇静安神，抗惊厥

从芹菜籽中分离出的一种碱性

成分有镇静中枢、抗惊厥、安定的作用；芹菜苷或芹菜素口服能对抗可卡因诱发的兴奋，有利于安定情绪，消除烦躁。

5 防治糖尿病

旱芹可抑制蛋白糖化，消除糖尿病患者体内自由基，并有助于治疗糖尿病视网膜病变等。

6 利尿消肿

芹菜含利尿有效成分，可消除体内水钠潴留。芹菜水煎剂可治乳糜尿。凡淋浊、泌尿系感染、前列腺炎者宜食。

7 防治肿瘤

芹菜是高纤维食物，它经肠内消化作用产生木质素或肠内脂，这类物质是一种抗氧化剂，高浓度时可抑制肠内细菌产生的致癌物质。它还可减少粪便在肠内的运转时间，减少致癌物与结肠黏膜的接触，从而预防结肠癌。

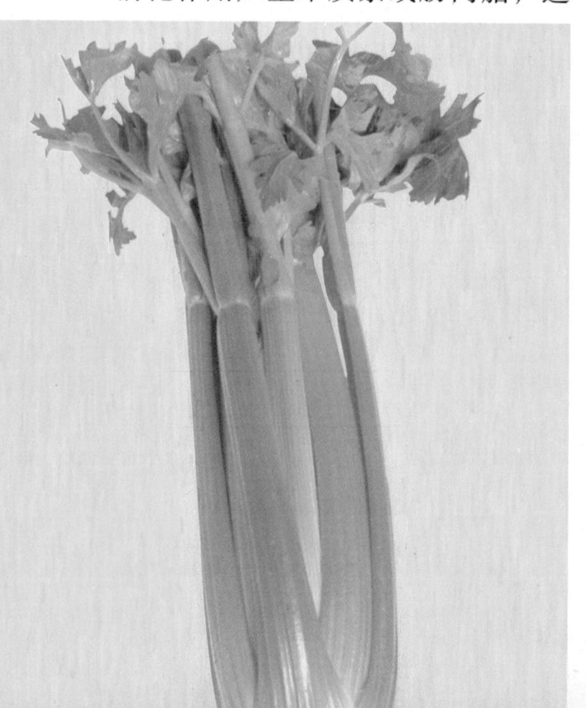

8 清肠去脂

芹菜富含水分、纤维，并含能使脂肪加速分解、消失的化学物质，故为减肥的最佳食品。

茄　子

茄子又名落苏、酪酥、茄瓜、矮瓜、昆仑瓜、吊菜子，是为数不多的紫色蔬菜之一，也是餐桌上十分常见的家常蔬菜。在它的紫皮中含有丰富的维生素E和维生素P，这是其他蔬菜所不能比的。

1 保护心血管

茄子含丰富维生素P，尤以紫茄子含量较高。它可增强人体细胞间的黏着力，增强毛细血管的韧性、弹性，降低毛细血管的脆性、渗透性，防止毛细血管破裂、硬化，提高毛细血管对疾病的抵抗力，保持细胞、毛细血管壁的正常渗透性，从而保护心血管。

2 降胆固醇

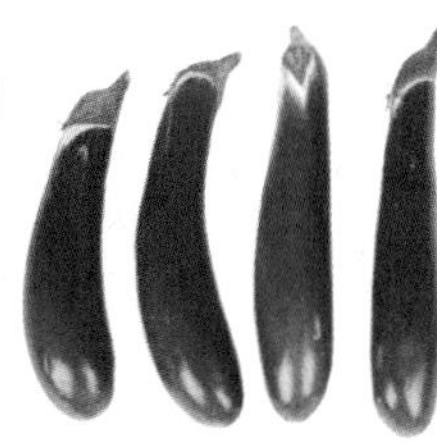

茄子可以降低胆固醇，美国医学界推出的《降低胆固醇十二法》就把首席让给茄子。

3 防治胃癌

茄子所含龙葵碱对肿瘤细胞增生的抑制率非常高，还能抑制消化系统肿瘤的增殖，对防治胃癌有效。

4 挽留青春

茄子内糖类含量比番茄多1倍，矿物质多3倍左右。茄子所含维生素E可防止出血，常吃茄子可控制血中胆固醇含量，挽留青春，延缓衰老。

菠　菜

菠菜又名菠棱、波斯草、赤根菜、鹦鹉菜，属藜科植物一年生草本。菠菜光滑柔嫩，主根粗长呈赤色，茎中空柔脆，叶柄长而肉质，叶椭圆或箭形，绿腻柔厚。菠菜内原生质胶黏度较大，低温下水分不易渗入细胞间隙内结冰，故耐寒耐冻。菠菜原产于波斯国，阿拉伯人誉之为“蔬中之王”，初唐时由尼泊尔传入我国。现在我国各地普遍种植，是冬春时节少有的绿叶蔬菜之一。明朝李时珍言菠菜“可备冬食”“而色赤，味更甘美”。如今，炒食、煮汤、作馅、凉拌均宜，颇受人们青睐。

1 添营养，增健康

菠菜含丰富维生素A、维生素C、维生素E、及钙、磷、铁、芸香苷、辅酶Q10等营养成分，能供给人体多种营养物质。

2 促进新陈代谢

菠菜中含氟－生齐酚、6－羟甲基蝶啶二酮、微量元素，能促进人体新陈代谢，增强身体健康。

3 滑肠助消

菠菜含大量植物膳食纤维，可促进肠道蠕动，利于排便，且能促进胰腺分泌，助消化而可滑肠。

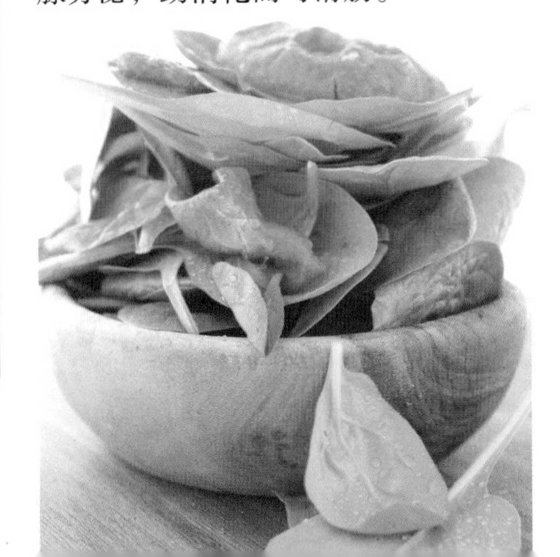

4 保护视力

菠菜中胡萝卜素高于一般蔬菜的含量，它在人体内转变成维生素 A，常食之能防止夜盲症，保护视力。

5 润肤美容

菠菜提取物具有促进培养细胞增殖的作用，既抗衰老，又增青春活力。将菠菜捣烂取汁，常用来洗脸，可清洁皮肤毛孔，减少皱纹、色素斑，保持皮肤光洁。

黄花菜

黄花菜又名金针菜、萱草、忘忧草，为百合科植物，在我国已有2000多年的栽培史。它的花蕾，也就是黄花菜，自古以来就是一种美食。因其花瓣肥厚，色泽金黄，香味浓郁，食之清香、爽滑、嫩糯，常与木耳齐名，均为“席上珍品”。

黄花菜的营养价值很高。据分析，每 100 克黄花菜含蛋白质 14.1 克，脂肪 1.1 克，糖类 62.6 克，钙 463 毫克，磷 173 毫克，以及多种维生素，特别是胡萝卜素的含量最为丰富，干品每 100 克含量达 3.44 毫克，在蔬菜中名列前茅。黄花菜对人体健康，特别是

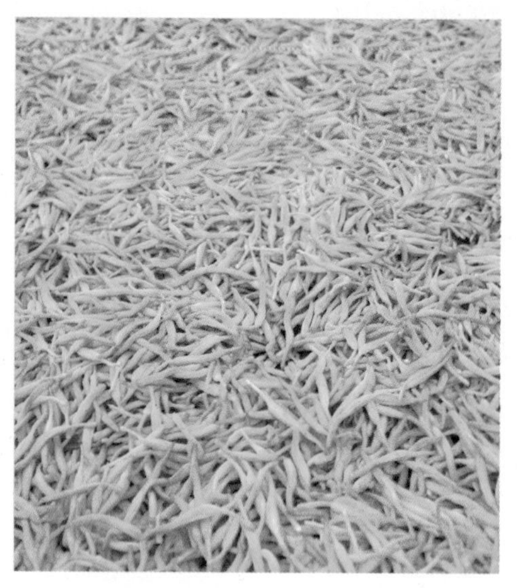

胎儿发育甚为有益。因此，其可作为孕妇、产妇的必备食物。

近年来，黄花菜已被科学实验证实，它具有较佳的健脑、抗衰功能。日本饭野节夫教授在其专著中列举了 8 种健脑副食，居首位者便是忘忧草（黄花菜）。

1 补虚养血

金针菜煎炒熟食可养血补虚；与肉炖食可补虚下奶；治贫血、胎动不安；情志不舒，烦热少寐者常食可清热除烦，令人安睡。

2 健脑抗衰

金针菜含丰富卵磷脂，卵磷脂是机体许多细胞（特别是大脑细胞）的组成成分，对增强、改善大脑功能有重要作用，且能清除动脉内沉积物，

对注意力不集中、记忆力减退、脑动脉阻塞等有特殊疗效，故称“健脑菜”。

3 降低胆固醇

金针菜能显著降低血清胆固醇含量，对防治高血压颇有疗效。

金针菜所含有效成分能抑制肿瘤细胞的生长，丰富的膳食纤维能促进大便的排泄，故可作为防治肠道癌、瘤的食品。

丝　瓜

丝瓜又名蛮瓜、绵瓜、天罗瓜、倒阳菜，属一年生攀援草本。茎有棱角，最长可达10米，卷须分杈。叶掌状分裂，幼时疏生刺毛，先端渐尖，边缘具细齿。花披针形，淡黄色或黄色。瓜果下垂，呈长圆柱形，幼时表皮绿中泛粉白色，有深绿色纵纹，老熟时皮变黄绿色，瓜肉形成网状纤维。种子黑扁呈长方卵形，边缘有翅。丝瓜原产于印度尼西亚，大约宋代时引种于我国南方，如今全国各地均有栽培。二月播种，喜高温潮湿，夏秋采摘为蔬，嫩丝瓜与鸡蛋、肉片、虾仁拼配，做汤或炒食，堪称美味佳肴，清香适口。

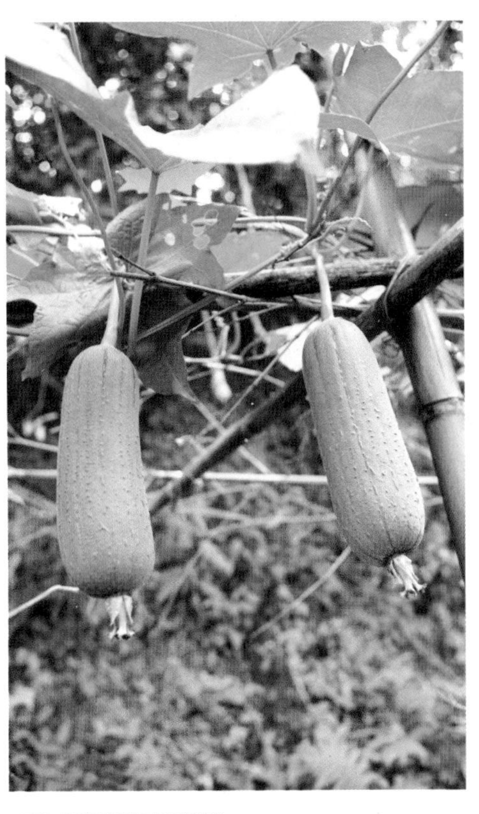

1 清热化痰

丝瓜鲜嫩爽口，甘凉滑润，可用于治疗风热病，身热口渴，心烦不安，咽喉肿痛，咳嗽痰喘等。

2 凉血止血，解毒消肿

热迫血行所致便血、痔血、血淋、崩漏，热毒蕴结之疮疡肿毒，皆可以丝瓜调治。

3 健脑美容

丝瓜中B族维生素等含量较高，有利于小儿大脑发育及中老年人保持大脑健康。

4 抗维生素C缺乏症

丝瓜中维生素C含量较高，用于防治维生素C缺乏症。

5 抑菌，抗病毒

丝瓜对肺炎链球菌有抑制作用。其提取物对乙型脑炎病毒有抑制作用。

6 抗过敏

在丝瓜组织培养液中还提取到一种具抗过敏活性的物质泻根醇酸，其有很强的抗过敏作用。

胡萝卜

胡萝卜又名金笋、葫芦菔、红芦菔、丁香萝卜，属伞形科1年或2年生草本植物。其根粗壮，圆锥形或圆柱形，肉质紫红或黄色，叶柄长，三出羽状复叶，复伞形花序，花小呈淡黄或白色。原产于中亚细亚一带，已有4000多年历史。汉朝张骞出使西域，将胡萝卜带回内地，从此在我国各地扎根繁衍。胡萝卜喜温耐旱，适于松软湿润土壤生长，冬季采挖。虽有野蒿药味，但营养价值颇高，既可熟食，又可生吃，可烹调多种菜肴。

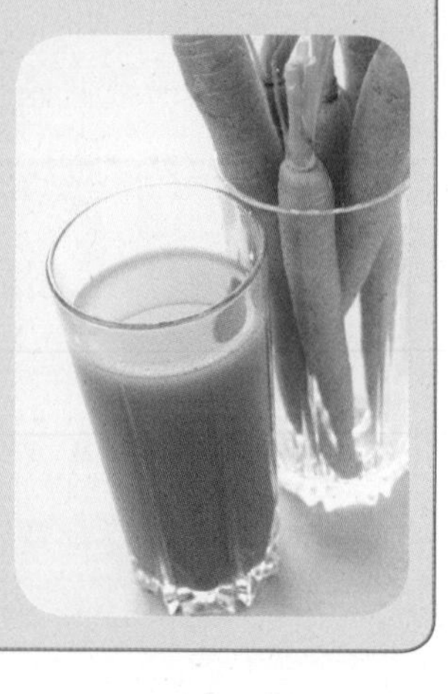

1 增强免疫机能

胡萝卜含有丰富的胡萝卜素。它可转变成维生素A，有助于增强机体免疫机能、对传染病的抵抗力，防治呼吸道感染，调节新陈代谢。

2 益肝明目

胡萝卜含大量胡萝卜素，这种胡萝卜素的分子结构相当于2个分子的维生素A。这种分子结构进入机体后在肝脏、小肠黏膜内经酶作用，其中50%变成维生素A。胡萝卜有补肝作用，可维持皮肤、眼正常生理功能，并能治疗夜盲症。

3 利膈宽肠

胡萝卜所含挥发油可增强消化、杀菌功能。胡萝卜所含植物纤维吸水性强，在肠道中体积易膨胀，可增强肠蠕动，从而利膈宽肠，通便防癌。

4 促进发育

维生素A是骨骼正常生长发育

健康顾问

宜食人群：脾胃虚弱者、食欲不振者、贫血患者、癌症患者、高血压患者、营养不良者、胆石症患者、皮肤粗糙者、夜症患者、眼干燥症患者、头屑过多者。

的必需物质，有助于细胞增殖、生长，是机体生长要素，有利于牙齿、骨骼发育，对促进婴幼儿生长发育具重要意义。

5 降脂降压

胡萝卜所含槲皮素、山柰酚等能增加冠状动脉血液流量，降低血脂，促进肾上腺素合成，还可降低血压，保护心脏。

6 抗癌防癌

维生素 A 在预防上皮细胞癌变过程中具重要作用。其含较多维生素 B_2，叶酸。叶酸有抗癌作用，所含木质素可提高机体抗癌免疫力。

7 驱 汞

胡萝卜所含大量果胶物质可与汞结合，加速人体内汞离子排出，降低血液中汞离子浓度，从而排除人体内有害汞成分，可作为常接触汞者的保健食品。

黄 瓜

黄瓜又名胡瓜、王瓜、刺瓜，属葫芦科一年生攀援草本。茎蔓生有刚毛，卷须不分杈。叶五角状心脏形，两面有粗毛，浓绿或黄绿色。花冠黄色，椭圆状披针形。瓜果柱形，幼嫩者青绿色，表皮疏生短刺，刺基有瘤状突起，老则变黄。黄瓜原产于印度，西汉张骞出使西域引进国内培植，最初称之胡瓜。不过羯族人赵国君王反对呼北方少数民族为胡民，因此杜宝的《拾遗录》云："隋大业四年避讳，改胡瓜为黄瓜。"

1 减肥强体，降血脂，降胆固醇

黄瓜所含丙醇二酸可抑制糖类转变为脂肪。故多吃黄瓜可减肥、预防

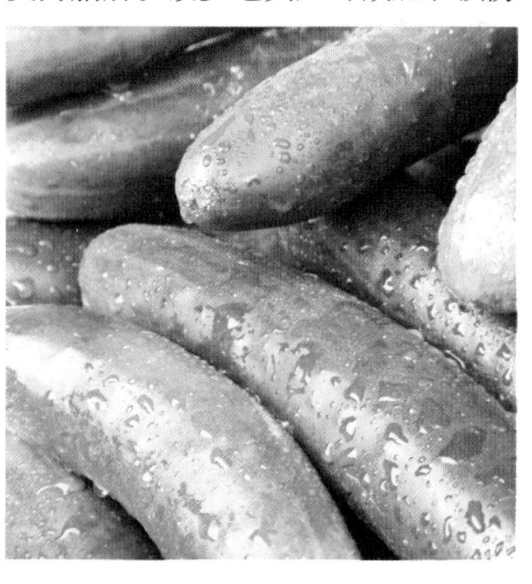

冠心病、扩张血管、减慢心率、降血压。黄瓜中细嫩纤维素能促进胃肠蠕动，促进人体肠道内腐败物质排泄，降低胆固醇，强身健体。

2 健脑安神

黄瓜含维生素 B_1，对改善大脑、神经系统功能有利，能安神定志，治疗失眠。

3 降血糖

黄瓜所含葡萄苷、果糖等不参与通常的糖代谢，故糖尿病患者常食黄瓜，血糖非但不会升高，甚至会降低。

4 抗衰美容

黄瓜含丰富维生素 E，可延年益寿、抗衰老、美容。黄瓜中黄瓜酶有很强的生物活性，能有效促进机体新陈代谢，用黄瓜捣汁涂擦皮肤，可润肤、舒展皱纹。

5 抗 癌

黄瓜所含维生素 C 具有提高人体免疫功能的作用且毒性较低，有较为理想的抗癌效果。

健康小卫士

注意我们吃的这些蔬菜

萝卜：味甘性寒，凡胃痛患者、虚寒体质者及在服用人参、鹿茸补药的同时，均忌食。

黄瓜：味甘性凉，凡脾胃虚寒者忌食。

冬瓜：味甘性寒，凡阳虚患者忌食。

芹菜：味辛香，凡血虚患者忌食。

紫菜：味甘性寒滑，凡胃寒、脾虚便稀者忌食。

苋菜：性寒滑，凡脾虚便溏者忌食。

韭菜：味辛性温，能行气活血补肾阳，阴虚阳元者与孕妇忌食。

香菜（芫荽）：味辛香，性暖，阴虚患者、皮肤瘙痒者忌食。

竹笋：味甘、涩，性寒，发疮毒、痈疮患者忌食。

生姜：味辛性温，热性痛、痈疮病患者忌食。

辣椒：味辛性温，胃热、痔疮、肛裂患者应忌食。

四季豆：性寒有小毒，胃寒者忌食。

卷心菜：胃酸过多者忌食。

冬 瓜

冬瓜又名白瓜、水芝、地芝、枕瓜，属一年生攀援草本，为葫芦科植物。其果实呈圆、扁圆、长圆筒形。嫩瓜绿色或间有淡绿色花斑，密生刺毛，老熟时刺毛脱落，表面有一层白色蜡质粉末，肉质白色肥厚。我国各地均有栽培，夏末秋初果实成熟时采摘。冬瓜去皮、籽、瓜瓤，洗净食用，是夏秋两季的家常瓜蔬。

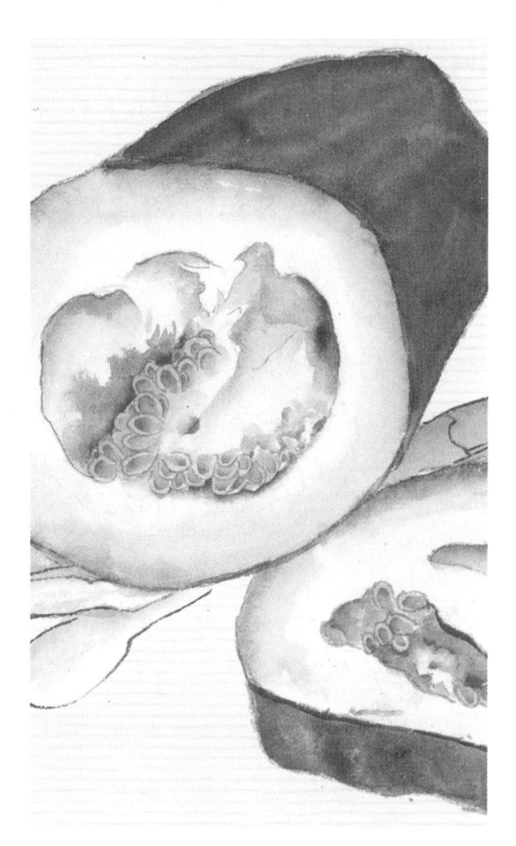

1 补充营养

冬瓜含许多维生素、蛋白质、矿物质，常食可增加营养，提高免疫力。

2 清热解暑

冬瓜清热生津，解暑除烦；瓜瓤略带甜味，生熟两食，滋润多液，清热利尿，解暑痱疖子，最宜夏日食。

3 减肥美容

冬瓜不含脂肪，热能很低，含有对人体新陈代谢具有独特作用的葫芦巴碱，此外还有丰富的丙醇二酸，它能阻止糖类转化为脂肪，有效抑制体内脂肪堆积。

4 利尿消肿

冬瓜的维生素C和钾盐含量高而钠盐含量较低，可消肿而不伤正气，乃常见的利尿消肿的食疗食物。

健康顾问

宜食人群：肾脏病水肿患者、妊娠水肿患者、肝硬化腹水患者、脚气患者、糖尿病患者、泻痢患者、癌症患者、孕妇、肥胖症患者、动脉硬化症患者、冠心病患者、高血压患者、维生素C缺乏症者。

忌食人群：脾胃虚寒者、瘦削者、肾功能不全者、黄癣患者。

南 瓜

南瓜又名番瓜、倭瓜、饭瓜、北瓜、窝瓜，属葫芦科一年生藤本植物。茎中空五棱形，卷须分杈。叶五裂似心脏形，生有稍硬茸毛，边缘略呈波状弯曲，且有小齿，叶脉间有白斑。花黄色呈漏斗形。瓜果扁圆或长圆形，表皮暗绿或绿白相间，老熟后有白粉，黄褐或赭色，有波状网纹。南瓜原产于亚洲南部，在我国分布面最广，耐贫瘠干旱，生命力强，既可在田园大面积种植，又可在房前屋后或地角田头零星栽培。其产量极高，1棵结瓜多达数10个，最重者50千克。

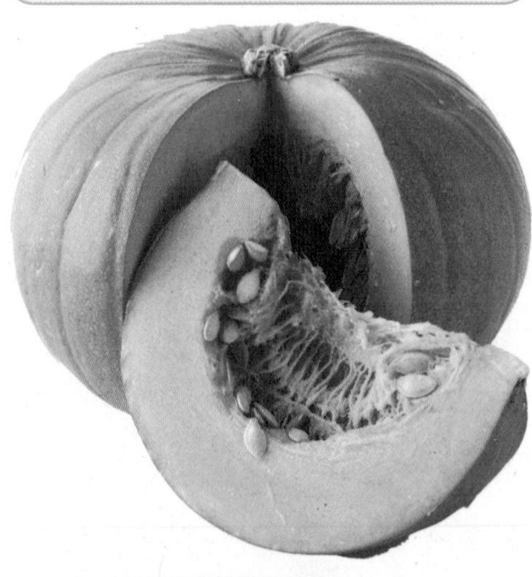

1 促进生长发育

南瓜的钴含量为蔬菜类之冠，维生素C、葡萄糖含量也较丰富。此外，南瓜还含有丰富的锌，参与人体内核酸、蛋白质合成，是肾上腺皮质激素的固有成分，为人体生长发育的重要物质。

2 降低血糖

南瓜是低糖、低热能食品，含多种微量元素，其中钴含量颇丰。钴能参与人体内维生素 B_{12} 的合成，可增强胰岛素受体的敏感性，促使糖尿病者胰岛素分泌正常，对防治糖尿病，降低血糖，缓解症状有特殊疗效。

3 防治心脑血管病

南瓜所含大量果胶在肠道内被充分吸收后，形成一种胶状物质，能延缓对脂质的吸收。果胶还能和体内过剩的胆固醇黏结在一起，从而降低血液胆固醇含量，防止动脉硬化。

4 养肝护肾

南瓜能帮助肝、肾功能减弱者增强肝肾细胞的再生能力，帮助恢复肝、肾功能。

5 解毒抗癌

南瓜有较好的解毒能力。其含维生素、果胶，果胶有很好的吸附性，能黏结、消除体内细菌毒素和其他有害物质，降低亚硝酸盐致癌性。

健康顾问

宜食人群：肺热咳嗽患者、水肿患者、腹水患者、心脏病患者、小儿麻疹患者、风疹患者、水痘初起者、发热口渴者、排尿不利患者、动脉硬化患者、冠心病患者、肥胖症患者、便秘患者、癌症患者。

忌食人群：消化道溃疡患者、食道静脉曲张患者、上消化道出血患者、尿路结石患者、脾胃虚寒患者、腹泻便溏患者、小儿病后初愈患儿、产妇。

6 护胃助消

南瓜所含果胶还可保护胃肠道黏膜免受粗糙食品刺激，促进溃疡面愈合；其所含其他成分能促进胆汁分泌，加强胃肠蠕动，帮助食物消化。

竹 笋

竹笋又名笋、毛笋、毛竹、竹芽、竹肉、竹胎、竹萌。竹笋一年四季皆有，但唯有春笋、冬笋味道最佳。烹调时无论是凉拌、煎炒还是熬汤，均鲜嫩清香，是人们喜欢的佳肴之一。

1 增强免疫力

竹笋的植物蛋白质、维生素、微量元素含量均很高，蛋白质中有10余种氨基酸，可增强机体免疫功能，提高防病抗病能力。

2 开胃健脾

竹笋含有氮物质，形成了竹笋独有的清香；还可增加胃液、消化酸分泌。

3 通肠排便

竹笋所含植物纤维可增加肠道水分的贮留量，促进胃肠蠕动，降低肠内压力，减少粪便黏度，使粪便变软利于排出，用治便秘。

4 防癌抗癌

竹笋含抗癌的多糖类，并含镁丰富，纤维素含量较高，其所含维生素A是抗癌、抗衰老、抗日照皮肤损伤的活性剂。

土 豆

土豆又名马铃薯、洋芋、阳芋、地蛋、山药蛋、浑番薯、洋番薯、洋山芋、山洋芋。它是一种粮菜兼用型的蔬菜，与稻、麦、玉米、高

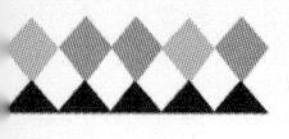

梁一起被称为全球五大农作物。马铃薯营养成分齐全，且易消化吸收。马铃薯原产于南美洲，16世纪传到印度，继而传到我国，如今大部分地区均有栽培。马铃薯喜冷凉干燥气候，适应性较强，以疏松的肥沃沙质土为宜，生长期短而产量高。

1 补充营养

马铃薯所含营养成分全面，有丰富的维生素及钙、钾等微量元素，且易于消化吸收，有益于补充营养。

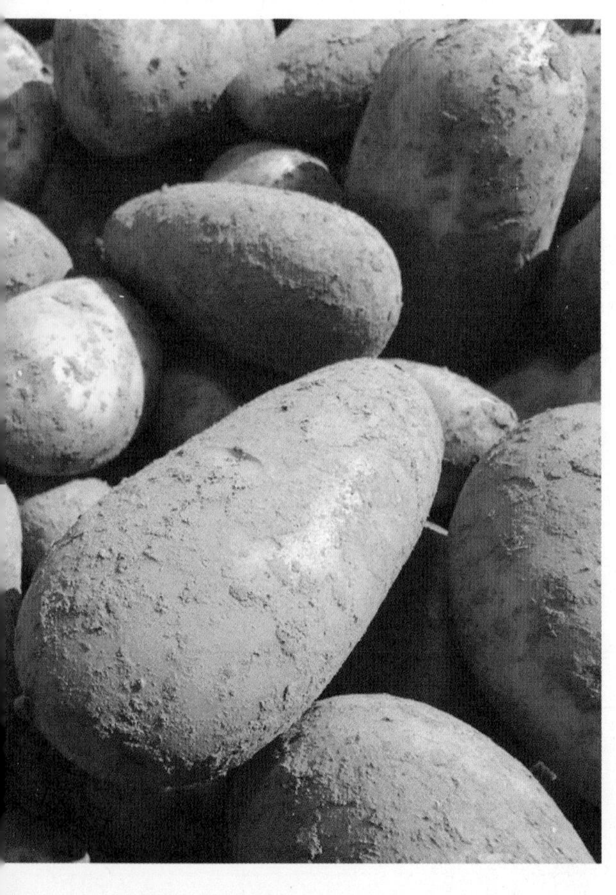

健康顾问

宜食人群：脾胃气虚患者、营养不良者、胃及十二指肠溃疡患者、癌症患者、高血压患者、动脉硬化患者、维生素 B_1 缺乏症患者、坏血病患者、肾炎患者、习惯性便秘患者。

忌食人群：糖尿病患者。

2 养胃健脾

马铃薯含大量淀粉、蛋白质、B族维生素、维生素C等，能增强脾胃运动消化功能。马铃薯所含少量龙葵素能减少胃液分泌，缓解痉挛，可治胃痛。

3 保护心脑血管

马铃薯能供给大量对人体有特殊保护作用的黏液蛋白，保持消化道、呼吸道、关节腔、浆膜腔润滑，预防心脑血管系统脂肪沉积，保持血管弹性，预防动脉粥样硬化的发生。

4 养颜抗衰

马铃薯是一种碱性食物，有利于维持体内酸碱平衡，中和体内代谢后所产生的酸性物质，从而可美容养颜、抗衰老。

5 宽肠通便

马铃薯含大量膳食纤维，能宽肠

通便，帮助机体及时排出代谢毒素，防止便秘。

6 利水消肿

马铃薯所含钾能取代体内的钠，而使钠排出体外，有利于高血压、肾炎水肿患者康复。

山 药

山药又名薯蓣、怀山药、延草、玉延、野山薯，为薯蓣科多年生缠绕草本植物的块茎。地上茎蔓生细长，紫色棱。叶片形状多变，通常为三角状卵形，叶腋间有珠芽。夏季开乳白色小花，穗状花序。种子扁卵圆形，周围有栗壳色薄翅。肉质块茎呈现圆柱形，弯曲而稍扁，表面黄白或棕黄色，有明显纵皱及未除尽之栓皮，并有少数根痕。质较坚硬，断面白色有颗粒状粉质。我国是山药的故乡，食用山药已有3000多年历史，早在战国至秦汉时期成书的《山海经》，就有薯蓣文字记载。明朝李时珍考证，因唐代宗名“预”，为避讳改为“薯药”。到了宋朝又因宋英宗名“署”，再改为“山药”。山药是一种古老蔬菜，被历代人们视为补虚佳品，宋人朱熹赞美山药色像玉，香似花，甜如蜜，味胜羊羹。陆游《服山药甜羹》诗云：“老住湖边一把茅，时沽村酒具山药。从此八珍俱避舍，天苏陀味属甜羹。”现在我国大部分地区均有栽培，以河南博爱、沁阳、武陟、温县等地所产质量最佳，习称怀山药。

1 补虚肥健

山药所含淀粉酶能促进蛋白质、淀粉分解，使食物易于消化吸收，使人“肥健”，故有滋补、减肥的功效。

2 健脾益胃

山药含淀粉酶、多酚氧化酶等，有利于脾胃消化吸收功能；能调节肠管的节律性活动，刺激小肠运动，促进肠道内容物排空。

3 滋肾益精

山药含多种营养素，可强健机体，

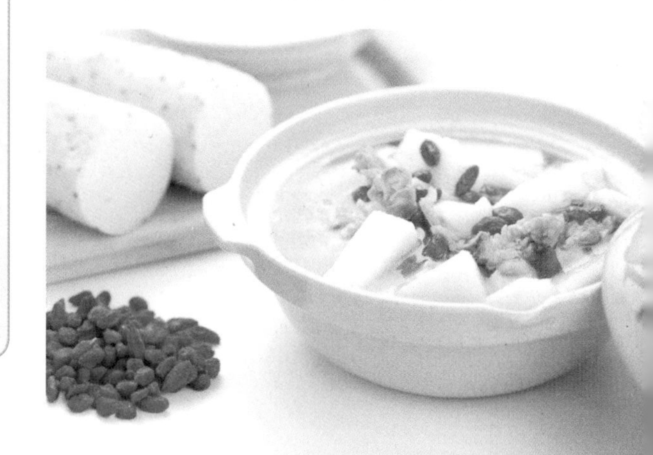

滋肾益精，增强人体免疫功能。

4 降低血糖

山药所含黏液质蛋白（多糖）能水解为有营养的蛋白质、碳水化合物，可降低血糖；淀粉酶有水解淀粉作用，故山药能滋补机体，助消化，调节血糖代谢。

5 抗衰延年

山药含大量黏液质蛋白、维生素、微量元素，能有效阻止血脂在血管壁沉淀，预防心脑血管病，可益志安神，延年益寿。

6 益肺止咳

山药含皂苷、黏液质，润滑滋润，可益肺气，养肺阴。

魔　芋

魔芋又名麻芋、鬼芋。魔芋的原料是一种芋头科多年生的草本植物。魔芋的制作方法：把魔芋的球形根茎磨成粉末后加入水，作成质地如胶的胶态形状，然后再加上消石灰等碱性物质，使它凝固即可。魔芋含有大量甘露糖酐、维生素、植物纤维及一定量的黏液质蛋白，具有奇特的保健作用和医疗效果，被人们誉为“魔力食品”，有“不想胖，吃魔芋；要想肠胃好，还是吃魔芋”等说法。

魔芋中的97%是水分，剩下3%的主要营养成分是葡萄糖和甘露多糖，它们以1∶2的比例相结合形成了植物纤维——魔芋葡甘聚糖。植物纤维中有易溶于水和不易溶于水的类型，魔芋葡甘聚糖是易溶于水的。

魔芋所含热量较低，碳水化合物、钙、磷、钾的含量较高。

1 解毒消肿

魔芋含有一种黏液质蛋白，被人体吸收后能产生免疫球蛋白，可提高机体的抵抗力。

2 充饥减肥

魔芋是低热食品，其葡萄甘露聚糖为黏性最大的食物纤维，吸水膨胀可增大数十倍，能延缓胃排空，食后有饱腹感，使进食量下降，收到良好的减肥效果。

3 润肠通便

魔芋中的纤维素能促进胃肠蠕动，润肠通便，使人的排泄量增加，防治便秘。

水禽类中不仅包含着蛋类、肉类而且还有海鲜类，其主要营养成分有蛋白质、脂肪、维生素等。尤其鱼类含有脂肪量少，维生素A、维生素D、维生素E、维生素B_2以及烟酸含量比较高。

水禽类

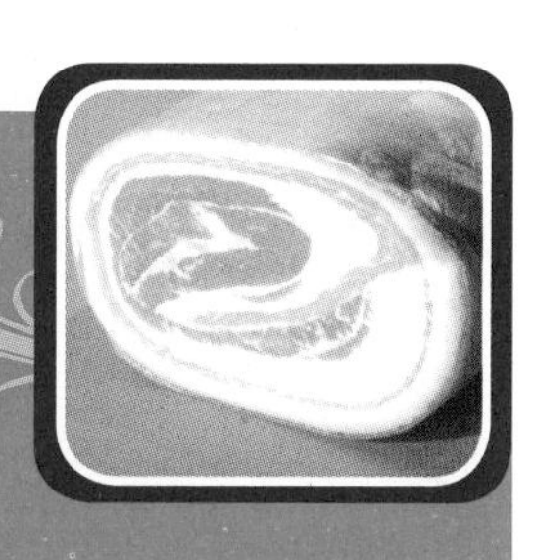

鸡　蛋

鸡蛋几乎含有人体需要的所有的营养物质，如蛋白质、脂肪、卵黄素、卵磷脂、维生素和铁、钙、钾等，被人们称作“理想的营养库”，被营养学家称为“完全蛋白质模式”。

鸡蛋蛋白质部分有很高的消化率和营养品质，即含有维持生命和促进生长发育所必需的所有氨基酸。此外，鸡蛋是铁、磷、微量矿物质、维生素A和维生素E以及大部分B族维生素，包括维生素B_{12}等的较好来源，鸡蛋是仅次于鱼肝油的维生素D的丰富天然来源。从热量来看，鸡蛋的热量是适中的。

鸡蛋含丰富的蛋白质和卵磷脂，对神经系统和身体发育有很大的作用，能健脑益智，避免老年人智力衰退，并可改善各个年龄段的记忆力。

1 补充营养

鸡蛋的蛋白质含人体所必需的所有氨基酸，而脂肪含量甚少，也只含0.4％的游离葡萄糖，故被认为是优良的完全蛋白质。鸡蛋蛋白质中主要为婴幼儿成长所需的卵白蛋白、卵球蛋白，与人体蛋白质组成相近，吸收率高。婴幼儿、青少年成长特别需要的物质在鸡蛋中均含有。老年人少量常食鸡蛋不但能增加营养，还有助于延缓衰老。

2 降低血脂

蛋黄的卵磷脂含量十分丰富，为

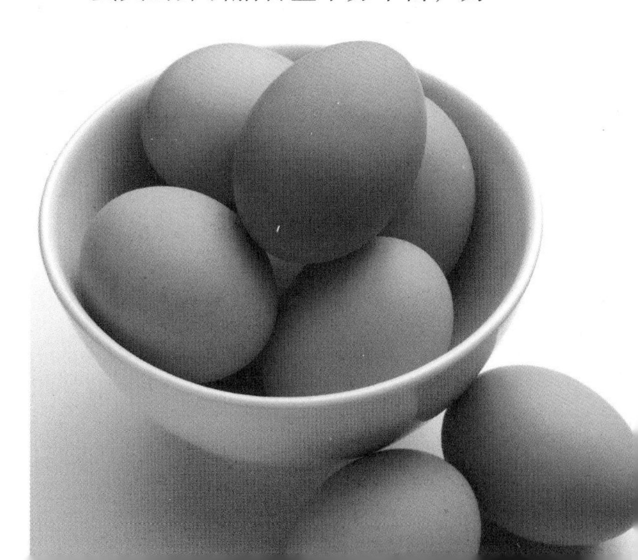

健康顾问

宜食人群：体质虚弱患者、营养不良患者、贫血患者、女性产后、病后调养患者、婴幼儿。

忌食人群：高热患者、腹泻患者、肝炎患者、肾炎患者、胆囊炎患者、胆石症患者、肾功能衰竭患者、脚气患者。

一种强化乳剂，能使胆固醇、脂肪颗粒变小，并保持悬浮状态而有利于脂类透过血管壁，为组织所利用，使血脂大量减少。

3 消炎止痛

鸡蛋清所含溶菌酶是一种能分解黏多糖的多肽酶，具有抗菌、抗病毒、止血、消肿、加快组织恢复功能等作用。

4 治疗灼伤

鸡蛋清有收敛作用，能降低毛细血管的通透性，涂在伤处10小时左右可形成局部痂膜，既可减少体液的外渗流失，防止继发性休克，又可防止空气中不洁物质的污染和外来刺激，对局部起保护作用并减轻局部疼痛。

鸡肉

鸡肉中的主要营养成分为每100克含蛋白质24.4克、脂肪2.8克、钙22毫克、磷194毫克、铁4.7毫克、硫胺素0.03毫克、维生素B_2 0.17毫克、烟酸3.6毫克，并含钾、钠、氯、硫等微量元素。

1 补充营养

鸡肉营养非常丰富，且具有高蛋白、低脂肪的特点，中医将其列为补虚生血、温中暖肝的重要的药食两用物。

2 补益养血

鸡肉温补脾胃，益气养血，特别是老母鸡的补益之功效更高，老母鸡肉多，钙质多，用小火熬汤，最适宜贫血患者、孕妇、产妇、消化力弱者补养。

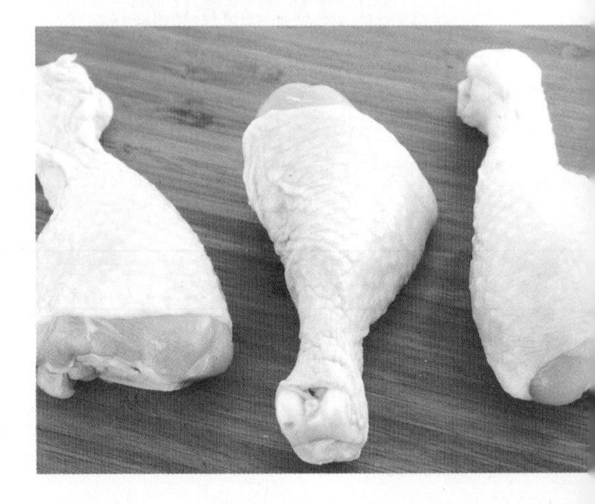

健康顾问

宜食人群：体质瘦弱患者、营养不良患者、气血不足患者、面色萎黄患者、乳汁缺乏患者、月经不调患者、白带清稀患者、神疲无力患者。

忌食人群：感冒发热患者、内火偏旺患者、肥胖症患者、高血压患者、高血脂患者胆囊炎患者、胆石症患者、脚气病患者、便秘患者。

3 防治心脑血管病

鸡肉含丰富蛋白质，其脂肪由不饱和脂肪酸组成，故为老年人、心脑血管病患者较好的蛋白质食品。

鸭　肉

中国人的饮食上有“四大荤”之说，即是鸡、鸭、鱼、肉。鸭肉排名第二，可见地位不俗。鸭肉味甘性凉，既可现身寻常百姓之饭菜，亦能睹其国宴之踪迹，更是著名的食料原料之一。

1 提高免疫力

鸭肉含有多种营养成分，可补充营养，提高机体免疫力。

2 润养五脏

鸭肉味甘性凉，滋而不腻，补而不燥，可以清退“虚劳之热”，还能滋养“五脏之阴”。

鹅　肉

鹅有苍鹅与白鹅之分，鹅肉以白鹅者为良，肥嫩者佳。其性平，味甘。

1 补充营养

鹅肉含有丰富的特质成分，可以为人体补充营养。

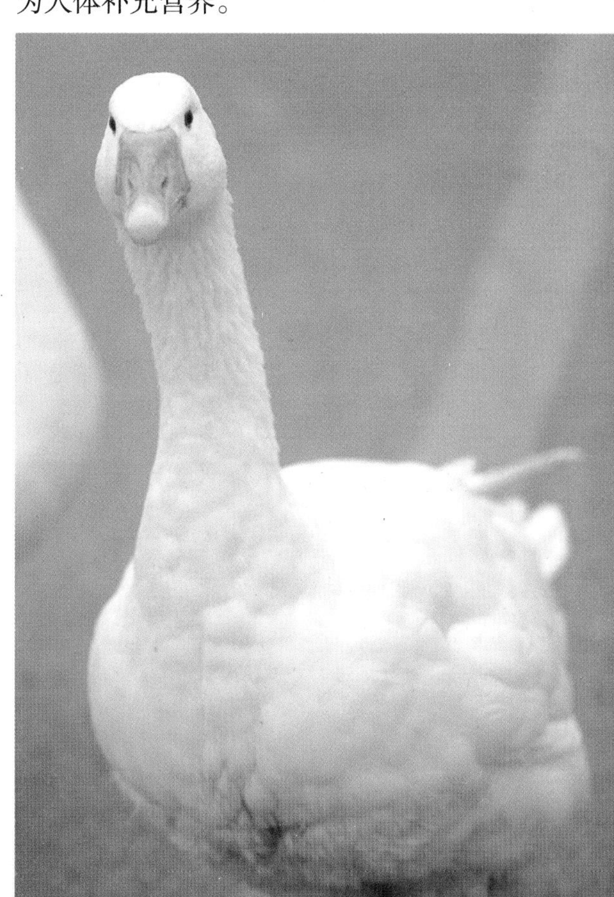

2 解热润体

鹅肉性平，微凉，可以清退体内燥热，光滑肌肤。

鸽 肉

鸽肉味甘、咸，性平，四季均可入馔，但以春末、夏初时最为肥美。入药的鸽肉则以白鸽为佳，中成药乌鸡白凤丸，就是用乌骨鸡和白色鸽子为原料制成的。

1 补肝益肾

鸽肉是高蛋白质、低脂肪食品，

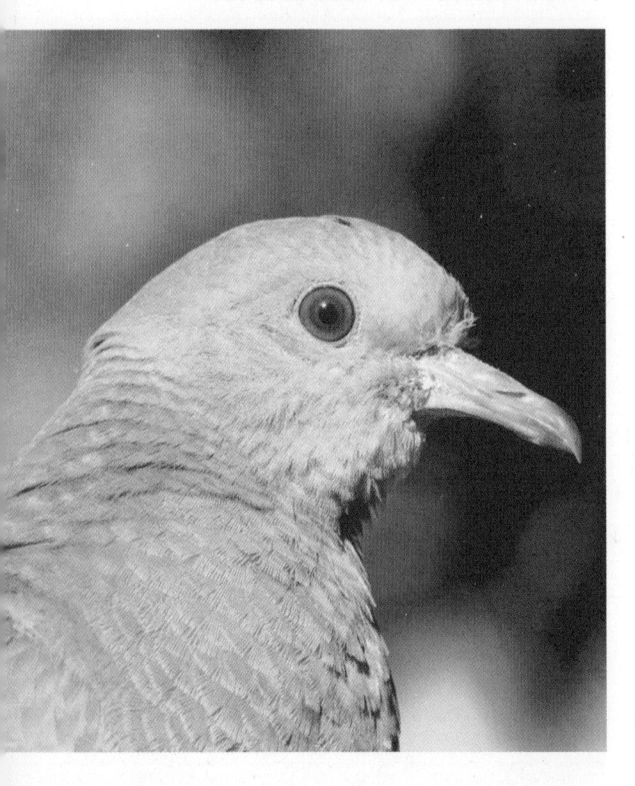

健康顾问

宜食人群：身体虚羸者、头晕者、腰酸者、女性血虚经闭患者、高血压患者、高脂血症患者、冠心病患者、动脉硬化症患者、毛发脱落者、头发早白者、未老先衰者、男子不育患者、睾丸萎缩者、阴囊湿疹瘙痒者、神经衰弱患者、记忆力减弱者、习惯性流产患者、贫血患者。

其补益作用以白鸽肉最佳，白鸽肉味咸性平，能补肝肾、精气之不足。

2 养护头发

鸽肉对毛发脱落、中年秃顶、头发变白等有一定的疗效。

3 挽留青春

鸽肉有延缓细胞代谢的特殊物质，可防止细胞衰老，对延长青春有一定作用。

4 其他功效

鸽的肝脏贮有最佳的胆素，可帮助人体很好地利用胆固醇，防止动脉硬化；由于鸽肉含丰富的维生素 B_3，可治男子阴囊湿疹瘙痒，常吃鸽肉能治疗神经衰弱，增强记忆力。

健康顾问

宜食人群：阳气不足者、阳痿患者、性功能减退患者、排尿频多患者、白带过多患者、虚损羸瘦患者、畏寒肢冷患者、百日咳患者。

忌食人群：阴虚火旺者、性功能亢进者、女性妊娠期、女性月经过多者、大便秘结者、小便短赤患者、血液病患者、炎症者。

雀 肉

俗称老而斑者为麻雀，小而黄口者为黄雀。雀肉的营养价值和药用价值很高，据《增补食物秘方》记载：雀肉能“补五脏，益精髓，暖腰膝，起阳道，缩小便，又治妇人血崩带下，十月后正月前宜食”。祖国医学认为，雀肉能补阴精，是壮阳益精的佳品，适用于治疗肾阳虚所致的阳痿、腰痛、小便频繁及补五脏之气不足。

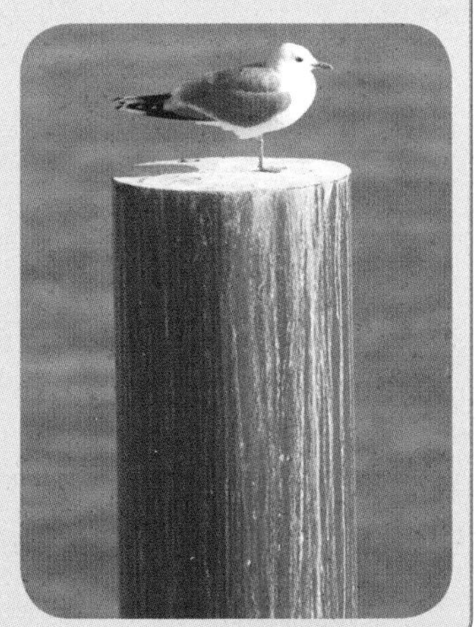

1 提高免疫力

雀肉中蛋白质含量丰富，此外还含有脂肪，钙、磷、铁等无机盐以及多种维生素，可为人体提供营养，增强免疫力。

2 补肾壮阳

雀肉味甘性温，有壮阳之效，对性功能低下或障碍者有效。

猪 肉

人类主要的肉食之一就是猪肉（少数宗教除外），它的纤维较为细软，结缔组织较少，脂肪比较多。新鲜的猪肉一般颜色呈淡红色，肉质结实且带有光泽；脂肪呈白色，与精肉界线分明。

1 补充营养

肉类食品是为人类提供动物脂肪、蛋白质的主要来源，为人体正常生理代谢、增强机体免疫力重要的物质基础，所含蛋白质、脂肪、碳水化合物、无机盐、维生素俱备，且这些营养物质（主要是蛋白质、脂肪、碳水化合物）的化学成分与人体组织的化学组成相近，尤其是必需氨基酸的

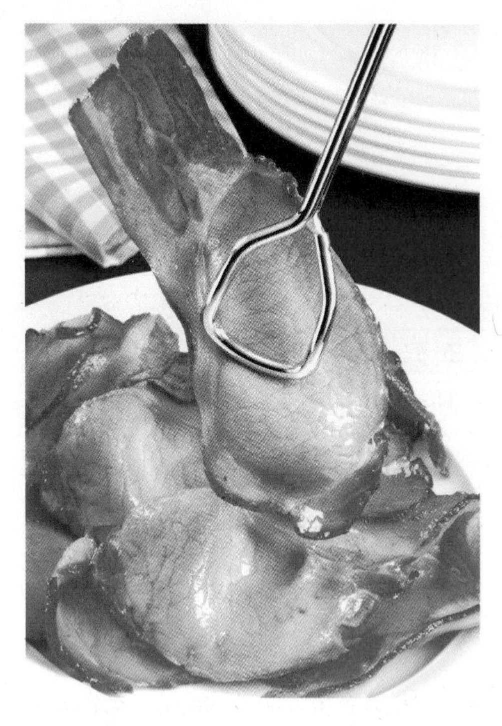

组成接近人体的组成，人体对其吸收率、利用率均高。

2 补充微量元素、维生素

猪肉是磷、铁的丰富来源，肉中结合的铁易被人体吸收，还含有其他微量元素如铜、铬、钴、硒、硅、锌、锰、氟等，特别是在某些内脏中含量较多。

3 养生保健

肉类食物可以滋补气血，丰濡肌肤，除向人体提供必需能量物质外，还能对人体疾病产生养生保健治疗作用，适用于体虚、精神疲乏、面黄肌瘦者。

猪 肝

动物肝脏是解毒和储存养料的重要器官，含有丰富的蛋白质和有机铁，容易被人体吸收，是补血食品中最常用的食物。特别是猪肝，其营养含量是猪肉的10余倍，食用猪肝可调节和改善贫血患者造血系统的生理功能。

在选购猪肝时，要注意猪肝有粉肝、面肝、麻肝、石肝、病死猪肝、灌水猪肝之分。前两种为上乘，中间两种次之，后两种是劣质品。

1 增智助育

猪肝的蛋白质、卵磷脂、微量元素含量均十分丰富，有利于儿童的智力发育、身体发育。

2 补肝明目

中医有“以脏补脏，以脏治脏”

健康顾问

宜食人群：气血虚者、面色萎黄者、缺铁性贫血患者、视物模糊者、夜盲患者、眼干燥症者、内外翳障患者、癌症患者。

忌食人群：高血压患者、冠心病患者、肥胖症患者、高血脂患者。

之说，因此肝病患者宜食猪肝。猪肝含丰富维生素 A，常吃猪肝可不断补充视黄醛、视蛋白在代谢中的消耗，逐渐消除眼科病症，维护视力。

3 抗肿瘤

猪肝具多种抗癌物质（例如维生素 C、硒等），且含具较强抑癌能力和抗疲劳的特殊物质。

4 防贫血

猪肝含丰富铁、磷，它们是造血的必需原料，可防治贫血。

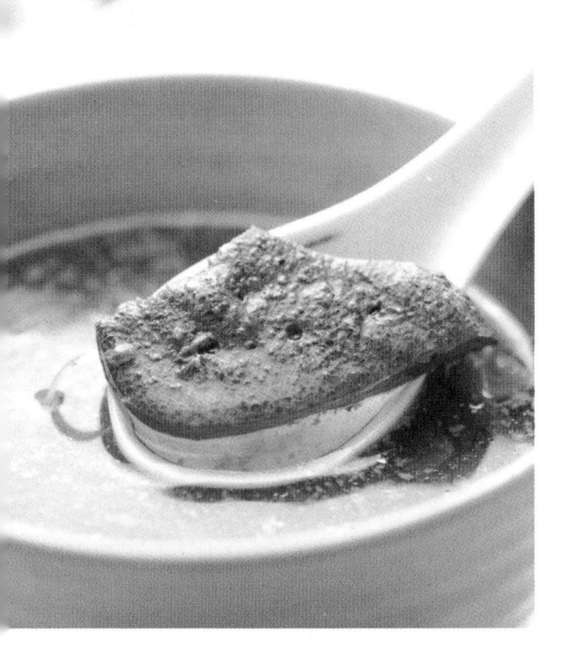

猪　肾

猪肾俗称猪腰子，味甘性平，具有补肾功效。在赣东玉山群力桥町坞一带盛行一种“请吃猪腰”的风俗：即每当有人宰猪，便会请村中的亲朋好友来家里小酌一番。席间必有一盘“爆炒腰子”，放在年龄 40 岁以上、关系也极亲密的成家男性面前，以示尊重及关心。

1 补充营养

猪肾的蛋白质、脂肪、碳水化合物等含量十分丰富，可以为人体补充必要的营养。

2 补肾强腰

用于防治肾虚腰痛，身面水肿，遗精，盗汗，老年性耳聋，猪肾汤也是治疗老年人久泻的较理想食品。

健康顾问

宜食人群：腰酸腰痛患者、遗精患者、盗汗者、老年人肾虚、耳聋者、耳鸣患者。

忌食人群：血脂偏高者、高胆固醇患者。

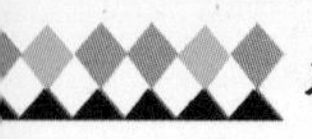

猪　肤

猪肤就是猪皮，猪的皮。猪皮可吃乃是众所周知，猪皮入药恐怕知之不多。其实早在东汉，名医张仲景就把猪皮作为主药载入他的不朽之作《伤寒论》中了。

1 提高免疫力

猪皮的蛋白质、脂肪、碳水化合物含量均十分丰富，可补充营养，提高机体免疫力。

2 美肤延寿

猪皮的蛋白质主要是胶原蛋白（占 85%）、弹性蛋白，可延缓机体衰老。常食猪肤，不但有利于皮肤健美，还能延缓人体衰老。

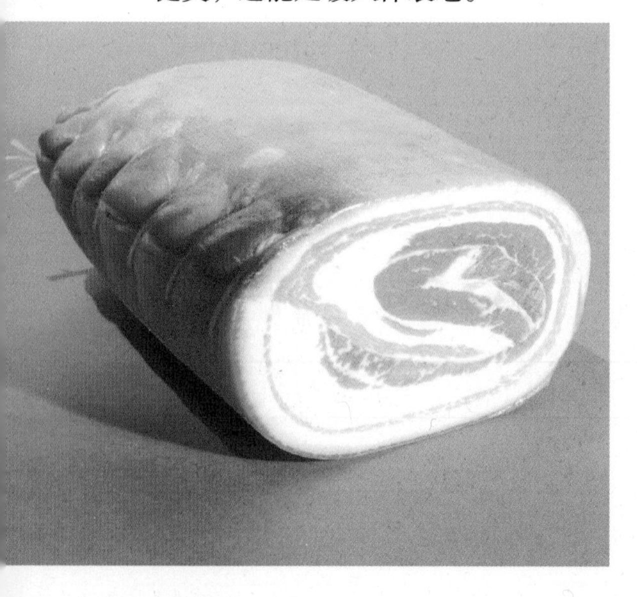

3 养血止血

猪皮胶的成分与阿胶（驴皮胶）相似，具有养血止血的作用。

兔　肉

兔肉属于高蛋白质、低脂肪、低胆固醇的肉类。兔肉所含的蛋白质高达 2/3，比一般肉类都高，但脂肪和胆固醇含量却低于所有的肉类，故对它有“荤中之素”的说法。兔肉质地细嫩，结缔组织和纤维少，比猪肉、羊肉、牛肉等肉类容易消化吸收，特别适合老年人食用。

兔肉兼有动物性食物和植物性食物的优点，经常食用，既能增强体质，使肌肉丰满健壮，又不至于使身体发胖，而且它能保护皮肤细胞的活性和维护皮肤弹性，深受广大女性的青睐，被称为“美容肉”。

1 补充营养

兔肉的蛋白质十分丰富，此外还含有多种其他营养元素，可为人体供

健康顾问

宜食人群：儿童、中老年、糖尿病患者、缺铁性贫血患者、营养不良者、气血不足者、高血压患者、冠心病患者、动脉硬化患者、肥胖症患者。

忌食人群：孕妇、阳虚者、脾胃虚寒者、腹泻便溏者。

应丰富的营养。

2 保护血管

兔肉具有“四高二低”的特点，即高蛋白质、高铁、高钙、高卵磷脂和低脂肪、低胆固醇，有保护血管、防止动脉硬化的作用。

3 美容美体

兔肉富含蛋白质、麦芽糖、葡萄糖等，脂肪含量远低于猪、牛、羊肉，故可当作美容食物进食。

鳜　鱼

鳜鱼俗称桂鱼、季花鱼、季鱼、桂花鱼、花鲫鱼、石桂鱼、板鳜鱼、螯花鱼和水豚。古时“鳜”字同“蹶”，指此鱼身体不能屈曲如僵蹶得名。

明朝医学家李时珍誉它为“水豚”，意思是其味如同河豚一样鲜美；还有人将其比成天上的龙肉，说明鳜鱼的风味的确不凡。所以鳜鱼历来被认为是鱼中上品，宴中佳肴，特别是春季最为肥美，被称为“春令时鲜”。

1 杀灭病菌

鳜鱼性平，味甘，能抵抗或杀灭结核杆菌，有助于肺结核病的痊愈。

2 防治心脑血管病

鳜鱼的脂肪成分为不饱和脂肪酸，具有降低胆固醇的妙用。

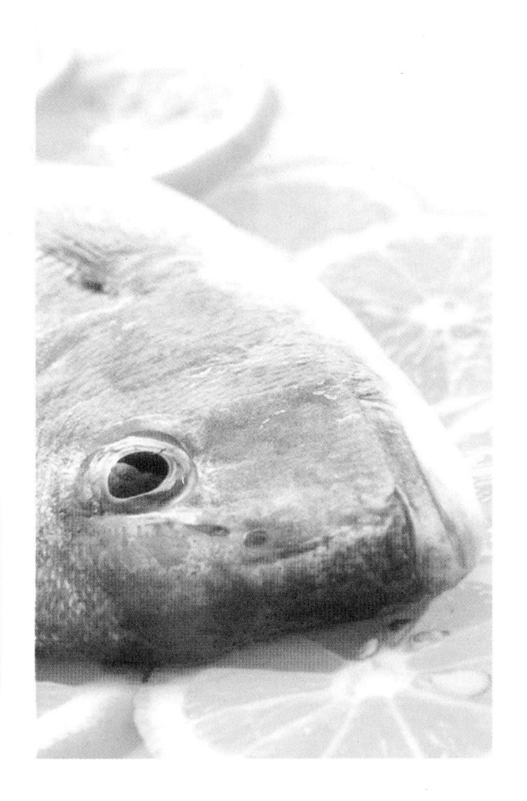

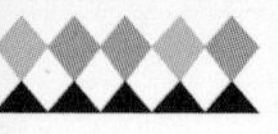

健康顾问

宜食人群：体质衰弱者、虚劳羸瘦者、脾胃气虚者、食欲不振者、营养不良者。

黑　鱼

黑鱼又叫乌鱼、黑鳢、乌鳢、蠡鱼、蛇头鱼、生鱼、七星鱼、文鱼和斑鱼等，身体呈圆筒形，头扁形，全身青褐色。其生存力强，不易死去，但性情凶猛，为淡水养殖业的害鱼之一。一个骂人的词儿跟这鱼大有牵连：如果指责一个人过于桀骜不驯、狂妄骄横，就骂他“乌鳢”，取该鱼凶恶之意。

健康顾问

宜食人群：肾炎患者、肝炎患者、水肿患者、小便不利者、脾胃气虚者。

忌食人群：目赤肿痛者、无名肿毒者、皮肤病患者、痈疽疔疮患者。

1 补充营养

黑鱼的蛋白质中含有人体所需的各种氨基酸，并含少量脂肪和人体不可缺少的钙、磷、铁、硒和多种维生素，且胆固醇含量低。所以，黑鱼是一种营养价值较高的保健食物。

鲢　鱼

鲢鱼又名屿鱼、鲢子、鲢子鱼、白鲢、白叶鱼、花鲢和白脚鲢等，与鳙鱼十分相像，是我国人工养殖的主要鱼种之一，也是人们常食用的鱼类，具有生长快、疾病少、适应性强的特点。

此外，鲢鱼相对于其他鱼而言较为便宜，可谓价廉物美。赣菜当中有一道非常著名“啤酒鱼”，所用材料即为鲢鱼。

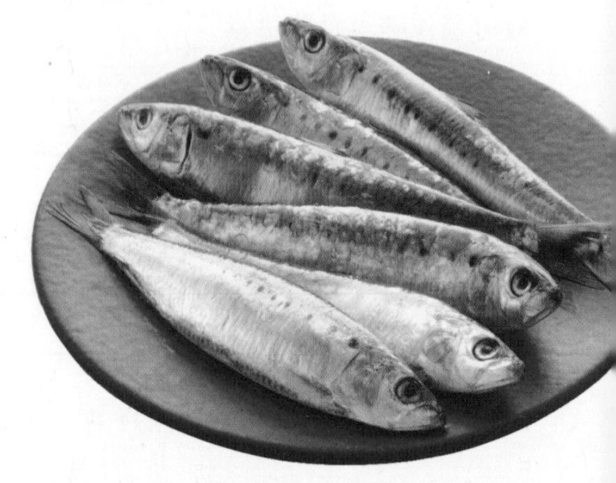

饮食有节

饮食养生是我们祖先的一大发明，其在发展形成过程中，积累了丰富的经验，其中很重要的一点就是饮食有节，这对养生保健来说十分重要。饮食有节是指饮食要有规律，定日、定量，不可过饥过饱。

1. 饮食要定时

定时进食是维持身体健康的重要条件。《吕氏春秋》说："食能以时，身必无灾。"《尚书》也主张"食哉唯时"。按照一定时间有规律的进食，能使人体建立起条件反射，可以保证消化、吸收功能有节律地进行活动。每当接近吃饭的时候，胃肠道便开始分泌消化液，饮食之物则可在体内有条不紊地被消化、吸收，并将营养输布全身。如果随意进食，不分时间，就会使肠胃长时间工作，得不到休息，以致打乱胃肠消化的正常规律，使消化功能减弱，从而导致食欲减退，影响健康。我国传统的进食方法是一日三餐，若能严格按时进食，不随便吃零食，养成良好的饮食习惯，则消化功能健旺，有助身体健康。

2. 饮食要定量

人体每天均需摄入一定量的食物，以维持生命活动的需要。如摄入量不足，人体得不到足够的营养物质，会影响健康，甚至会滋生各种疾病。反之，如果饮食量超过一定的限度，亦可损伤脾胃功能，引起疾病。正如《素问·痹论》所说："饮食自倍，肠胃乃伤。"

现代医学也已证实，进食过饱后，人大脑中的纤维芽细胞生长因子比进食前要猛增数万倍，而这种纤维芽细胞生长因子正是引起人体大脑早衰的一种主要物质。大脑一早衰，其他器官也会相应跟着衰老。因此，现在流行一种说法，即适当减少进食，使机体处于半饥饿状态，能使自主神经、内分泌及免疫系统受到冲击，从而促进机体的调节功能，使机体内环境更趋稳定，增加免疫力，保持神经系统功能平衡。美国国立老年研究所所进行的动物实验也表明，自由进食的动物其寿命要比限制进食的动物短，而疾病则以自由进食的动物为多。因此，研究者根据动物实验推断，用限制摄取能量的方法来减慢生理性衰老的进程，人能延长生命40年。

3. 忌暴饮暴食

暴饮暴食害处多，容易损伤肠胃，也不利于食物的消化吸收，还容易发生吞、噎、呛、咯等意外，有时甚至诱发心、脑血管疾病。所以，进餐时切忌暴饮暴食。

科学的进食方式是细嚼缓咽。其有许多好处。食物经过细嚼有助于消化和营养物质的吸收，并能保护肠胃。当细细咀嚼食物时，口腔会分泌许多唾液。古人称唾液为琼浆、甘露、金津、玉液，认为其比金玉还贵重，故有“一咽再咽，身体轻健”，“百咽千咽，长寿延年”之说。近据日本西冈教授研究发现，人的唾液中含有15种酶，还含有维生素、蛋白质、无机盐、氧化酶和过氧化酶等，能消除食物中的某些致癌物质。如果每口饭能咀嚼30次，基本上可以消除所吃食物中的致癌物质。另外，据美国福克斯教授研究认为，细嚼缓咽可以促进面部肌肉有节律地活动，因而能改善面部的血液循环，提高细胞的代谢功能，使面部皱纹减少、气色红润，能延缓面部肌肉的衰老。虽然现代社会生活节奏很快，但细嚼缓咽值得提倡。

1 温中益气

鲢鱼含有多种营养物质，可以温中益气。

2 润肤美容

常吃鲢鱼可以润泽皮肤，健身美容。

鲤　鱼

鲤鱼原产于亚洲，是一种温带淡水鱼。鲤鱼背鳍的根部长，没有脂鳍，通常口边有须，但也有没有须的。口腔的深处有咽喉齿，用来磨碎食物。鲤鱼的种类很多，但性味功用相似，《神农本草经》列其为上品，古人曾说“鲤为诸鱼之长，为食品上味”。

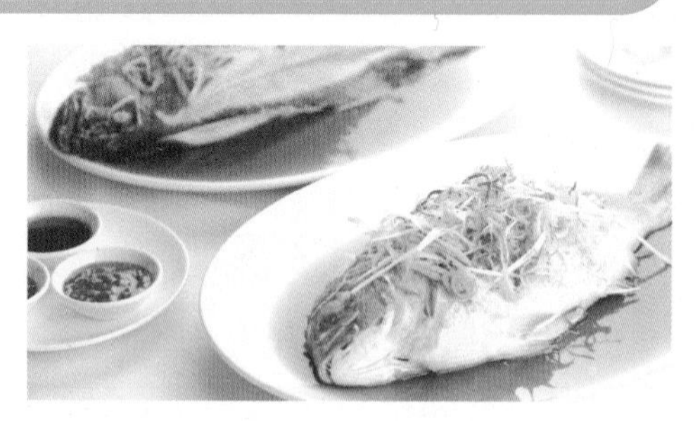

鲤鱼不仅好吃，而且富于吉瑞的色彩。“鲤鱼跃龙门”可谓知者甚广。在过去的农村，许多人家堂屋正中显著位置都贴着一张“鲤鱼跃龙门”的年画，流露出人们对“升官发财”的渴望之情。

1 健胃利水

鲤鱼性平味甘，含有多种营养元素，可以健胃利水。

2 催乳安胎

孕产妇常食鲤鱼有催乳安胎之效。

健康顾问

宜食人群：肾炎水肿患者、黄疸肝炎患者、肝硬化及肝腹水患者、心脏性水肿患者、营养不良性水肿患者、脚气水肿患者、妊娠水肿者、胎动不安者产后乳汁缺少者、咳喘患者。

忌食人群：恶性肿瘤患者、淋巴结核患者、红斑性狼疮患者、支气管哮喘患者、流行性腮腺炎患儿、血栓闭塞性脉管炎患者、痈疽疔疮患者、荨麻疹患者、皮肤湿疹患者。

鲫　鱼

鲫鱼俗称鲫瓜子，赣人称为“正鱼”，在大河小溪随处可见。其特点是营养丰富，含糖分多，脂肪少，所以吃起来既鲜嫩又不肥腻。

以鲫鱼为主的传统名肴是“萝卜丝炖鲫鱼”以及“豆豉鲫鱼”，当然做法多种多样，不一而足。

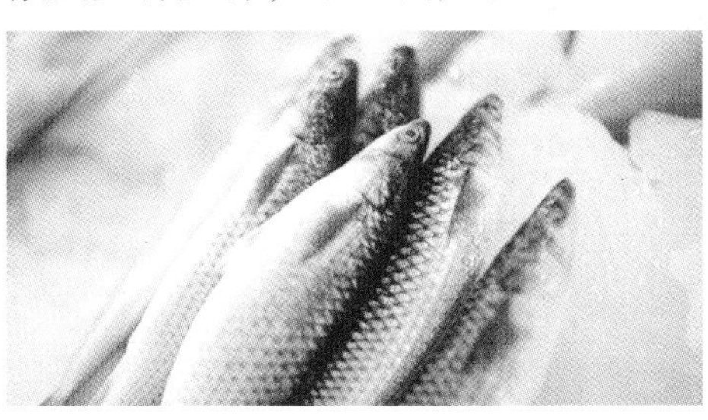

1 补充营养

鲫鱼蛋白质、钙、磷、维生素A的含量均很丰富，而脂肪含量则很低，可以为人体补充多种营养。

带　鱼

带鱼又称刀鱼、白带鱼、裙带鱼，因其身体扁长形似裤带而得名，是我国四大经济鱼类之一，主产于广东、浙江、山东和福建等地海域。带鱼味道鲜美，营养丰富。鲜食、腌制、冷冻均可，深受人们欢迎。选购带鱼时以宽厚、眼亮、身体洁白有亮点呈银粉状薄膜的为优；如果体表颜色发黄、无光泽、有黏液，或肉色发红、鳃黑、破肚，则为劣质带鱼，不宜食用。

健康顾问

宜食人群：久病体虚者、血虚头晕者、气短乏力者、食少羸瘦者、营养不良者、皮肤干燥者。

忌食人群：皮肤病患者、癌症患者、淋巴结核患者、支气管哮喘患者、痈疽疔疮患者。

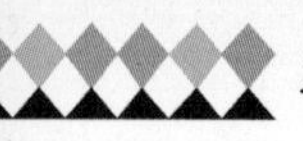

1 降胆固醇

带鱼含不饱和脂肪酸较多，而且脂肪酸碳链较长，这就形成多个不饱和键，这些多双键的不饱和酸具有降低胆固醇作用。

2 滋补身体

带鱼蛋白质含量十分丰富，且为优质蛋白，还含有人体必需的微量元素钙、磷、铁、碘以及多种维生素，实为老年人、儿童、孕产妇的理想滋补食品。

泥　鳅

泥鳅味甘性平，被誉为“水中人参”。尤以乡下田间或河溪里的泥鳅为最佳，人工饲养次之。

1 补充营养

泥鳅营养丰富，维生素 B_1 的含量比鲫鱼、黄鱼、虾类高 4 倍左右，维生素 A，维生素 C 的含量也较其他鱼类高，风味独特，肉质细嫩松软，且易消化吸收。

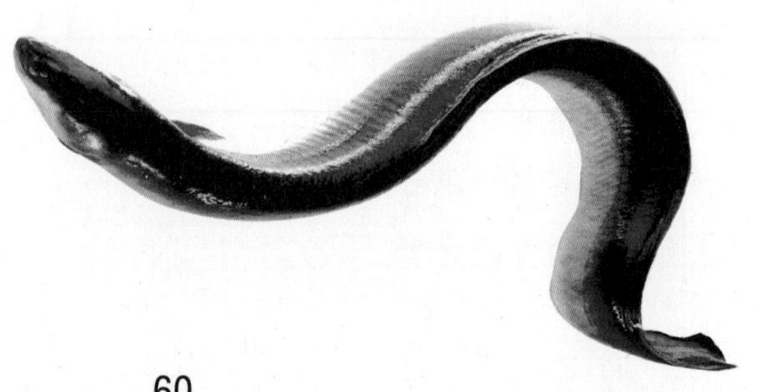

2 保护血管

泥鳅所含脂肪成分较低，胆固醇更少，属高蛋白低脂肪食品，且含一种类似二十碳五烯酸的不饱和脂肪酸，有利于人体抗血管衰老，对防治心血管病有一定功效。

黄　鳝

黄鳝所含丰富的卵磷脂是构成人体各器官组织细胞膜的主要成分，而且是脑细胞不可缺少的营养素；所含特种物质“鳝鱼素”能降低血糖和调解血糖，对糖尿病有较好的治疗作用，加之所含脂肪极少，因而是糖尿病患者的理想食物。

禁止进食死黄鳝，因其蛋白质结构崩解，有些细菌专爱袭击其中的组氨酸，使组氨酸转化成有毒的组胺，人吃会中毒，活的或刚杀死的黄鳝体内没有或很少有组胺，吃了不会中毒。

1 防治糖尿病

从鳝鱼中可提取出一种“黄鳝鱼素”，从该鱼素中再分离出“黄鳝鱼素 A”和“黄鳝鱼素 B”。

这两种物质具有显著的降血糖以及恢复正常的生理机能的作用。

虾

虾又名“长须公”“虎头公”，分海水虾和淡水虾两种。

1 补充营养

虾肉及虾皮含有多种营养成分，有益肾、补精、通乳等功效。

2 滋补身体

虾味甘性温，凡是久病体虚、气短乏力、不思饮食、面黄肌瘦的患者，都可用它作为滋补食物。

健康顾问

宜食人群：肾虚阳痿者、男性不育症患者、腰脚瘦弱无力者、产后乳汁缺少者。

忌食人群：高脂血症患者、动脉硬化患者。

远离食物过敏就这么简单

所谓食物过敏是指凡吃无毒食品而引起某些特异性反应。食物过敏在变态反应疾病中占很重要的地位。

食物过敏是由人体内在因素促成的。由于家族的遗传，有些人从小体内就含有对某类食物过敏的一种特殊的反应素，当反复食入后，就会引起体内毛细血管扩张、渗出、平滑肌痉挛等，发生各种不同的过敏反应，在临床上表现为过敏性胃肠炎、过敏性口腔、咽喉及黏膜水肿、荨麻疹、湿疹、过敏性紫癜、过敏性头痛、支气管哮喘、过敏性休克等，对健康危害颇大。

哪些食品易引起过敏呢？常见的有以下一些：牛奶、鸡蛋、海产类（如鱼、虾、蟹、贝等）、肉类（如牛肉、羊肉、鸡肉等）、面粉类（如小麦面、玉米面、荞麦面等）、油料作物（如大豆、花生、芝麻、蓖麻籽等）、水果类（如桃、苹果、草莓、菠萝等）、蔬菜类（如韭菜、葱、蒜、姜、番茄等），其实，任何食品都有引起过敏的可能，只是其致敏性不同罢了，有的很容易，有的则很少发生过敏反应。

食物中引起人体过敏的成分是很复杂的，如鱼的主要致敏成分为其中的肌浆蛋白质和肌原纤维蛋白；牛奶中主要致敏成分为其中的甲种乳白蛋白、乙种乳球蛋白和酪蛋白等；鸡蛋中主要致敏成分为其中的卵白蛋白、卵类黏蛋白和溶菌酶等；菠萝中主要致敏成分为其中的菠萝蛋白酶等。

对食物过敏者最好的预防办法是查出过敏源，这样就可避开这些食物。

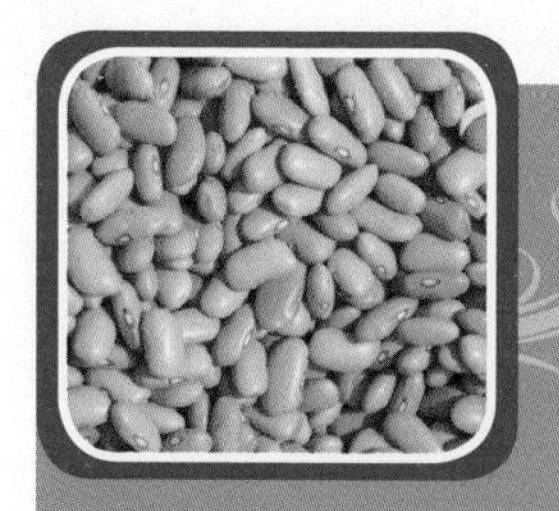

谷物类

水果一般都含有丰富的果汁，营养非常丰富，而且一般比较容易消化，干果水分虽少，含有油脂和热量丰富，其独特的营养物质也可成为配合治疗疾病的良好食物。

粳　米

粳米又称大米、白米、稻米、硬米、粳粟米，为禾本科一年生草本植物稻的种仁，我国各地均有栽培，是南方人的主食。

1 补充营养

粳米粥饭是机体热能的主要来源。体虚、高热、久病初愈、产后、老幼消化力弱患者，宜以粳米煮稀粥调养食。

健康顾问

宜食人群：体虚者、高热患者、久病初愈者、女性产后、消化力减弱者。

忌食人群：糖尿病患者。

2 益脾养胃

粳米能“温中，和胃气，长肌肉”，“通血脉，和五脏，好颜色”。

糯　米

糯米又名元米、江米、稻米，为禾本科一年生草本植物糯稻的种仁，是家中常用粮之一。因其香糯黏滑，常被用来制成风味小吃，深受人们喜爱。比如逢年过节很多地方都有吃年糕的习俗，而年糕正是用糯米做成的。

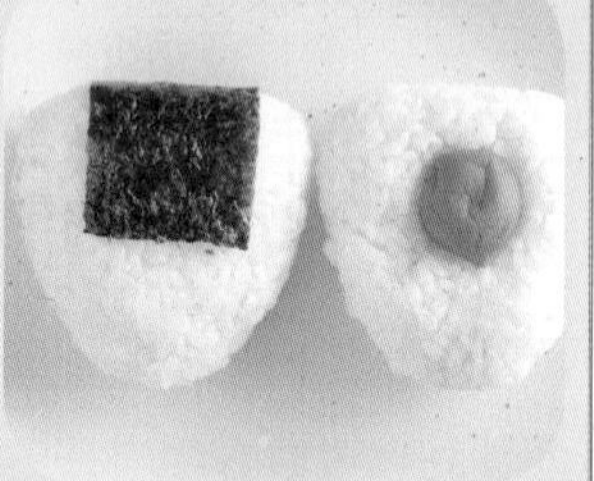

1 活血通乳

糯米具有补脾温胃、活血补血、通乳之功。宜煮稀薄粥服，不仅营养滋补，且极易消化吸收、养胃气。

健康顾问

宜食人群：体虚自汗者、盗汗者、多汗者、血虚头晕眼花者、脾虚腹泻患者、肺结核患者、神经衰弱患者、病后产后者。

忌食人群：湿热痰火偏盛者、发热者、咳嗽痰黄患者、黄疸患者。

2 抗　癌

米糠、谷壳中含抗癌的多糖类化合物（能溶于水而不溶于其他有机溶剂），对移植的艾氏腹水癌及肉瘤 -180 有效，故为防治肿瘤的有益食物。

玉　米

玉米又名苞谷、玉蜀黍、玉麦、包米、番麦、御米、玉高粱、红须麦等，为禾本科植物玉蜀黍的种子。部分地区以玉米为主食。玉米是粗粮中的保健佳品，多食玉米对人体的健康非常有利，全国各地均有栽培。

1 补充营养

玉米营养丰富，含维生素 E、钾、锰、镁、硒及丰富的维生素 A、B 族维生素、钙、铁、铜、锌等；玉米胚含脂肪 52%，仅次于大豆；其蛋白质、脂肪含量均高于大米，其特有胶蛋白占 30%。

2 健脾胃，增食欲

玉米含大量 B 族维生素，增食欲，健脾胃。

3 促生长，健脑，抗衰老

玉米所含玉蜀黍嘌呤有促进植物细胞分裂的作用，能加速婴幼儿机体的生长发育。玉米含较多具有健脑作用的谷氨酸，它能帮助和促进脑细胞进行呼吸，在生理活动过程中能清除体内废物，帮助脑组织里氨的排除，故常食可健脑，延缓衰老，并能保护皮肤。

4 降胆固醇

玉米能降低血清中的葡萄糖，抑制胆固醇。玉米油为富含维生素 E、

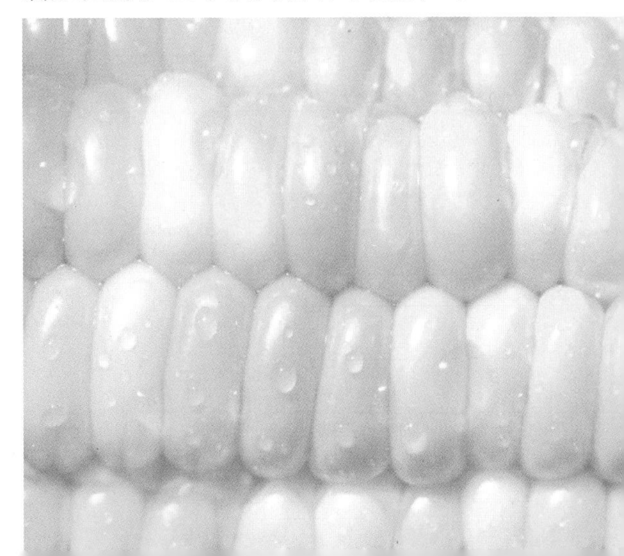

健康顾问

宜食人群：脾胃气虚患者、气血不足者、营养不良者、心血管疾病患者、肥胖症患者，脂肪肝者，癌症患者、记忆力减退者、习惯性便秘患者、慢性肾炎水肿患者。

忌食人群：干燥综合征患者、糖尿病患者、更年期综合征者，包括忌食爆玉米花等。

维生素A、微量元素镁、卵磷脂、多个不饱和键脂酸的油脂（亚油酸高达60%），是胆固醇吸收的抑制剂，有降脂作用。

5 防治肿瘤

玉米能加速体内过氧化物和自由基的分解，破坏化学致癌物质在体内的致癌性，从而可防治肿瘤。

6 治酒精、食物中毒

玉米所含玉米缩氨酸可延缓人体对酒精的吸收，抑制醉酒者体内乙醛浓度。

7 降压降糖

玉米油可利尿、降血压、降血糖、促进胆汁排泄、增加血中凝血酶含量、提高血小板数、加速血液凝固等。

荞　麦

荞麦又名乌麦、花荞、甜荞、荞子、三角麦、净肠草、鹿蹄草等。荞麦比其他谷类更能提供全面的蛋白质，是素食者的极佳选择，全国各地均有栽培。

1 预防高血压

荞麦面的营养效价（80 ~ 90）比小麦面（59）、大米（70）都高。荞麦所含脂肪的主要营养成分是油酸、亚油酸；所含维生素B_3、芦丁是治疗高血压的药物，能降低血脂，预防高血压以及心脏病的发生。

燕　麦

燕麦在我国已有4000多年的栽培历史。燕麦又名雀麦、野麦、爵麦、牡姓草、野小麦、野大麦等，是禾本科一年生草本植物，乃重要的饲草、饲料及粮食兼用作物。燕麦按其外稃性状分为两大类，即带稃型和裸粒型，前者又称为皮燕麦，后者又称裸燕麦，世界各国栽培的燕麦主要是带稃型，绝大部分用于饲料。我国栽培的燕麦90%以

上是裸燕麦，几乎全部是食用。裸燕麦在华北称之为莜麦，俗称油麦；西北称之为玉麦；东北称之为铃铛麦（现在也多称莜麦）。

1 补充营养

燕麦的蛋白质、脂肪的含量和释放的热能在大米、小米、白面、高粱粉、玉米粉等9种粮食中位居榜首，尤其是脂肪的含量是白面、大米的4～5倍，人体必需的8种氨基酸和维生素E的含量也高于白面、大米。微量元素钙、磷、铁等含量也较丰富。

2 防病治病

燕麦含极其丰富的亚油酸，可占全部不饱和脂肪酸的35%～52%，是防治动脉粥样硬化、高血压、冠心病、脂肪肝、糖尿病、水肿、便秘等疾病的理想食品；对老年人延年益寿，增强体力也有相当的作用。

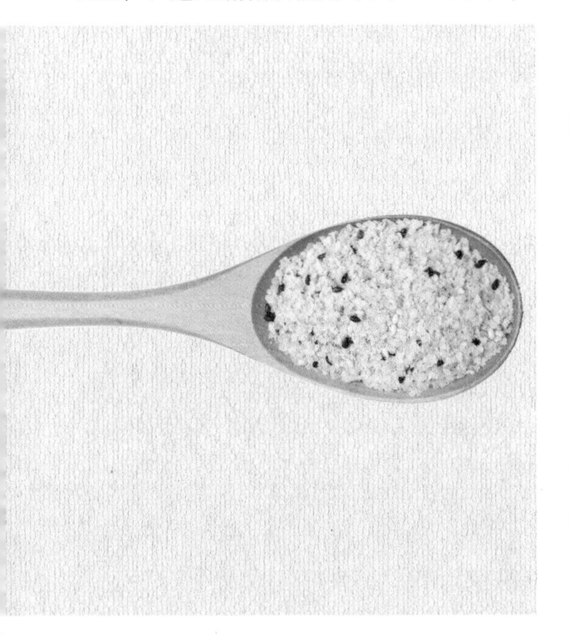

小　麦

小麦又名麸、淮小麦，为禾本科植物小麦的种子，有普通小麦、密穗小麦、硬粒小麦、东方小麦等品种，是我国北方人的主要食物，自古就是滋养人体的重要食物。

1 养心安神

小麦胚芽含营养素尤其丰富，含植物凝集素。麦麸皮含丰富维生素B_1、蛋白质，可和缓神经，治脚气病、末梢神经炎。

2 抗衰老

小麦胚芽油含丰富维生素E，可抗老防衰。

番　薯

番薯又名山芋、甘薯、红薯、白薯、地瓜，属旋花科多年生蔓状草质藤本植物的块茎。地上茎秃净

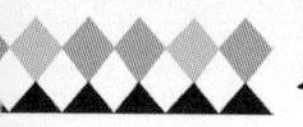

或稍被毛，茎易生不定根，折断有乳汁。叶卵形至矩圆状卵形，先端渐尖，基部截头形至心形，边近全圆，有角或有缺刻。腋生聚伞花序，花数朵生于一粗壮的花序柄上，花冠漏斗状呈紫红或白色。块根白、黄、红或有紫斑。喜光耐寒耐碱，适于排水性肥沃土壤。我国各地均有栽培，冬季采挖，以皮赤、无筋、纯甜为良。既代粮当主食，又作副食品代菜，还可当水果生吃。

1 和血补中，补充营养

番薯含大量糖、蛋白质、脂肪、各种维生素及矿物质。这些营养物质能被人体有效吸收，防治营养不良。能补中益气，对防治中焦脾胃亏虚，小儿疳积等有益。

2 增强免疫功能

番薯可提供大量黏液物质，能保护人体呼吸道、消化道、骨关节的黏膜组织，并起润滑、消炎作用，可减少皮下脂肪，防止肝脏、肾脏中结缔组织萎缩，提高免疫力，预防胶原病发生。

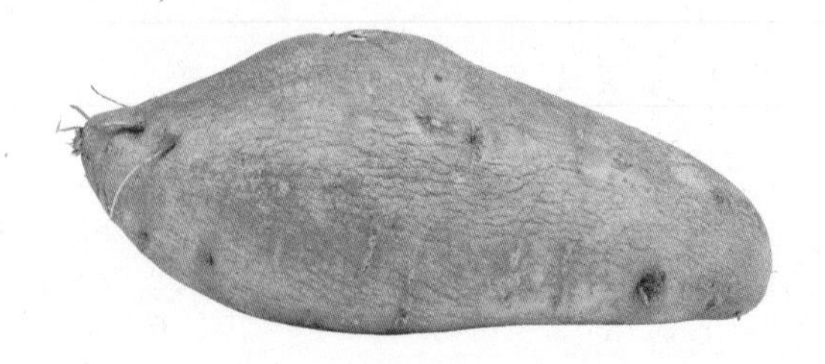

3 防止动脉硬化

番薯具有消除活性氧作用，所含黏液质蛋白能保持血管壁弹性，防止动脉粥样硬化。

4 宽肠通便

番薯含丰富纤维素，能促进粪便排泄，预防便秘。番薯经蒸煮后部分淀粉发生变化，与生食相比可增加40%食物纤维，能有效刺激肠道蠕动，促进排便。

5 防治肿瘤

番薯所含的去氢表雄酮不仅能防治结肠癌、乳腺癌，还具消除诱发肿瘤中活性氧的作用，故其抑制肿瘤细胞增殖的作用十分明显。

大　豆

大豆又名菽、黄大豆，为豆科植物大豆的黄色种子。大豆的嫩荚上长有毛茸，又称毛豆。大豆原产于我国，各地均有栽培，以西南、华中、华东等地栽培最多。大豆食品种类繁多，如豆芽、豆浆、豆腐、各种豆腐干、素鸡、素鸭等。

1 补充营养

大豆含丰富的营养。大豆为优质蛋白，其蛋白质中氨基酸的组成与肉类相近，其赖氨酸含量尤为丰富，正好弥补了肉类、谷类赖氨酸不足的缺陷，而蛋氨酸相对较少，若与肉类、谷类同食则可达到两种氨基酸互补的目的。其脂肪成分主要是不饱和脂肪酸和亚麻油酸，易被人体消化吸收。蛋白质含人体 8 种必需氨基酸，尚含丰富的天冬氨酸、谷氨酸、微量胆碱，对加强人脑细胞发育、增强记忆力和儿童发育都有好处。

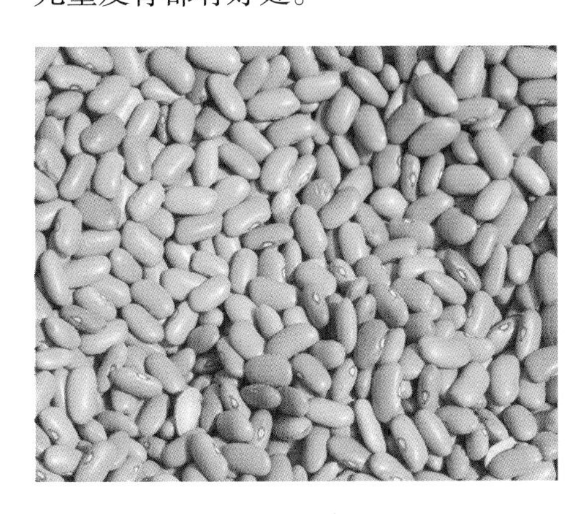

2 增强免疫功能

大豆除了含有丰富的蛋白质，尚含多种人体必需的氨基酸，对人体组织细胞提供营养起重要作用。

3 降糖降脂

大豆含抑胰酶，对糖尿病有疗效；所含皂苷可明显降血脂，并能抑制体重增加。

4 防止血管硬化

大豆所含卵磷脂可除掉附在血管壁上的胆固醇，防止血管硬化，预防心脑血管病，保护心脏。

5 抗氧化，抗衰老

大豆皂苷对阿霉素所致血清丙氨酸转氨酶、天冬氨酸转氨酶的升高可显著对抗，对阿霉素所致死亡有显著的防治作用。

6 抗贫血

大豆含铁量十分丰富，而且易于吸收，可防治缺铁性贫血。

7 促进骨骼发育

大豆含多种矿物质，补充钙、磷，防止因缺钙诱发的骨质疏松、佝偻病、神经衰弱，促进骨骼发育，对小儿、老年人、体虚患者很适宜。

8 综合性抗癌

大豆含黄大豆黄酮、染料木素，它们皆有雌激素样作用，具抑制乳腺癌、前列腺癌的功能，可抑制食管癌、结肠癌、直肠癌和预防肝癌的发生。

薏苡仁

薏苡仁又名薏米、苡米、米仁、玉秫、起实、解蠡、药玉米、回回米、六合米、菩提珠等，为禾本科多年生草本植物薏苡的成熟种仁。薏米在我国栽培历史悠久，是我国古老的药食皆佳的粮食之一。薏米营养价值很高，被誉为“世界禾本科植物之王”。在日本，最近又被列为防癌食品，因此身价倍增。薏米具有容易被消化吸收的特点，不论用于滋补还是用于医疗，作用都很缓和。

1 补脾益胃

薏苡仁营养丰富，作用缓和，微寒而不伤胃，益脾而不滋腻。其蛋白质含量在谷类中最高，易被胃肠消化吸收。

2 止咳解痉

薏苡仁油（薏苡素）可解除支气管平滑肌痉挛，有较好的止咳、祛痰、平喘作用。薏苡仁油有抑制肌肉收缩和利尿作用，能减少肌肉之挛缩，并缩短疲劳曲线。

3 抗 癌

薏苡仁所含薏苡仁酯对艾氏腹水肿瘤细胞的生长有抑制和破坏作用，并有增强肾上腺皮质功能、提升白细胞和血小板数量的作用。

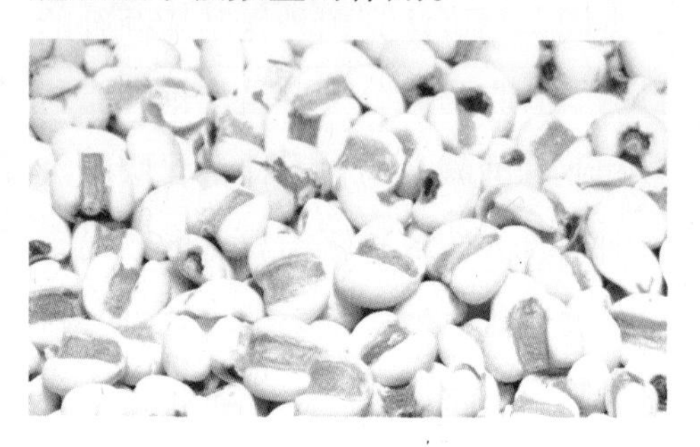

蚕 豆

蚕豆又名佛豆、胡豆、南豆、竖豆、湾豆、罗汉豆，为豆科一年生草本。茎直立不分枝，方形中有空有棱。偶数羽状复叶，椭圆形，边缘膜质，具疏锯齿，先端尖，基部下沿呈尖耳状。早春开花，花一至数朵腋生，花冠白色，有紫斑。荚果大而肥，状如老蚕，种子矩圆形扁平。我国栽培蚕豆历史悠久，据《太平御览》记载，由汉朝张骞出使西域时将蚕豆引入中国。现在全国各地均有栽培，主产于西南、华中、华东等地。喜凉爽湿润气候，常与麦类或蔬菜间作。

1 补充营养

蚕豆蛋白质含量仅次于大豆。所含磷脂是细胞膜、线粒体膜、微粒体膜结构的物质基础，各种生物膜的通透性、突触的功能、受体等也都依赖于磷脂，对人体营养有重要意义。

2 治震颤麻痹症

蚕豆中富含一种叫 L-3，4- 二羟基苯丙氨酸（L-DOPA）的物质，其为治疗震颤麻痹的有效药物，故震颤麻痹患者适量食蚕豆有一定的疗效。

3 促进骨发育

蚕豆含丰富的钙，有利于骨对钙的吸收与钙化，能促进人体骨骼的生长发育。

4 治水肿

慢性肾炎出现水肿，缺乏蛋白质是病因之一。蚕豆含蛋白质较多，能补充身体所需养分，故对肾病水肿患者有益。

健康顾问

宜食人群：脾胃气虚者、胃呆少纳者、不思饮食者、大便溏薄者、慢性肾炎患者、肾病水肿患者、食道癌患者、胃癌患者、宫颈癌患者。

扁　豆

扁豆又名眉豆、茶豆、树豆、南豆、南扁豆、沿篱豆、峨眉豆、举眼豆、膨皮豆、小刀豆等。扁豆为豆科植物扁豆的种子。扁豆原产于印度和印度尼西亚。现在，除了高寒地区外，我国各地均有栽培。扁豆以肥厚的嫩荚和种子供食用。市场上常见的扁豆有白、紫、青3色，其形状为长荚，荚内种子3～6粒。

1 健脾益胃

扁豆的营养成分相当丰富，包括扁豆衣的 B 族维生素含量特别丰富。

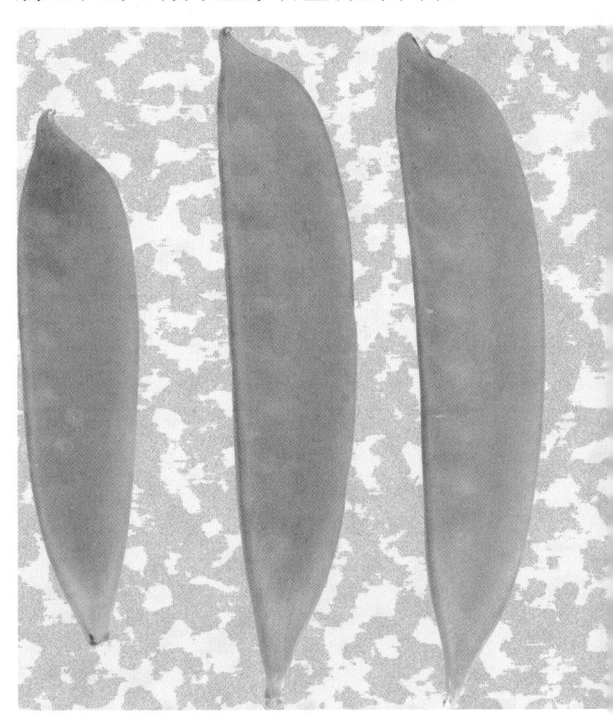

白扁豆宜与粳米煮粥，健脾之力更强，对防治脾胃素虚、食少便溏、夏季泻痢或烦渴颇有效，更为中老年人的长寿粥膳佳品。

2 抗菌，抗病毒

扁豆对痢疾杆菌有抑制作用。对食物中毒诱发的急性胃肠炎有解毒作用。扁豆含对病毒的抑制成分，这种活性成分在扁豆中水溶性的高分子和低分子都有，能有效地抑制病毒的生长。

3 增强细胞免疫机能

扁豆含多种微量元素，能刺激骨髓造血组织，减少粒细胞的破坏，提高造血功能，对防治粒细胞减少症有效。

4 防治肿瘤

扁豆含植物血细胞凝集素，这是一种蛋白质类物质，可增加脱氧核糖核酸和核糖核酸的合成，抑制免疫反应和白细胞与淋巴细胞的移动，增强对肿瘤的免疫能力，抑制肿瘤的生长。

绿　豆

绿豆又名青小豆、宫绿、交豆、植豆等，为豆科一年生植物绿豆的种子。绿豆蛋白质的含量几乎是粳米的3倍，多种维生素、钙、磷、铁等无机盐都比粳米多。因此，它不但具有良好的食用价值，还具有非常好的药用价值，有“济世之良谷”之誉。

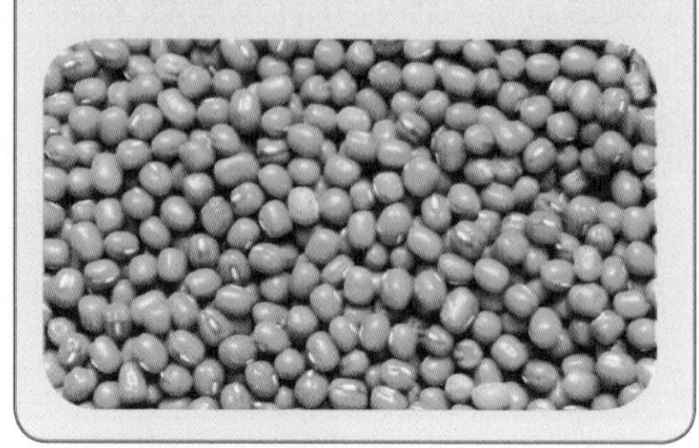

1 清热解暑

绿豆汤或粥性寒，可清热解暑，味甘、淡而利尿，为夏季清凉饮料。

2 补充营养

绿豆所含蛋白质、磷脂均有兴奋神经、增食欲的功能，为机体许多重要脏器营养所必需。

3 降低血脂

绿豆中的多糖成分能增强血清脂蛋白酶的活性，使脂蛋白中三酰甘油水解达到降血脂疗效，从而可防治冠心病、心绞痛。

4 降胆固醇

绿豆含球蛋白、多糖。其水醇提取物连续口服可降低高胆固醇血症的

健康顾问

宜食人群：中暑者、疮疖痈肿患者、高血压患者、水肿患者、红眼病者、食物中毒者、药草中毒者、农药中毒者、煤气中毒者、眼病患者。

忌食人群：脾胃虚寒易泻者。

血清胆固醇，能促进体内胆固醇在肝脏分解成胆酸，加速胆汁中胆盐分泌，降低小肠对胆固醇的吸收。

5 保护肾脏

绿豆含丰富的胰蛋白酶抑制剂，可保护肝脏，减少蛋白分解，减少氮质血症，从而保护肾脏。

芝　麻

芝麻有白芝麻、黑芝麻之分，为胡麻科植物芝麻的种子。芝麻含有大量的脂肪和蛋白质，还有糖类、维生素、矿物质。古代养生学家陶弘景对它的评价是“八谷之中，唯此为良”。

1 滋补强壮

芝麻中铁含量非常丰富，比猪肝的含铁量多1倍，比鸡蛋黄多6倍，是天然食品中少有的高铁食物。芝麻所含亚麻油酸有调节神经系统的功能。芝麻尚含丰富的抗衰老物质——维生素E。

2 降胆固醇

芝麻含防病抗衰老物质，能有效降低胆固醇，阻止动脉硬化，防止心脑血管病。

3 降低血糖

芝麻提取物可降低血糖。

4 乌发美容

白芝麻多用于榨取油脂食用；黑芝麻补益肝肾作用好，尤能乌须黑发，常食补血。

5 止　血

芝麻油是一种促凝血药，用治血小板减少性紫癜、出血性体质有效。

健康顾问

宜食人群：高血压患者、冠心病患者、高血脂患者、肥胖症患者、中老年便秘患者、糖尿病患者、同铅和汞等有毒金属密切接触者、癌症患者、泌尿系统结石患者。

忌食人群：脚气者、黄疸患者。

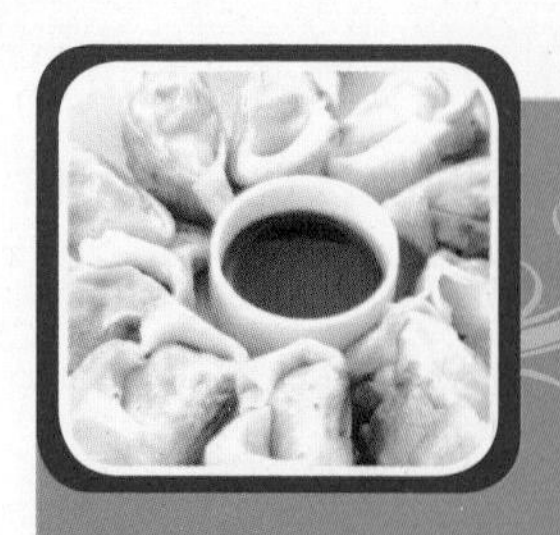

调味类

调味品是指能增加菜肴的色、香、味，促进食欲，有益于人体健康的辅助食品。它的主要功能是增进菜品质量，满足消费者的感官需要，从而刺激食欲，增进人体健康。

葱

葱既是人们四季常食的调味品，又是营养丰富的应时蔬菜。葱作为调味品是由于它含有特殊香气的挥发油，其主要成分是葱蒜辣素，也叫植物杀菌素。它除能促使人的消化液分泌量增加、提高食欲、增强消化功能外，还具有杀菌消炎作用。经研究发现，经常食用大葱，还有降低血脂、血糖、血压及补脑的作用。

1 补充营养，提高免疫力

葱所含多种矿物质、维生素，可促进胎儿组织器官发育，供给孕妇大量热能，还可诱导产生干扰素，增强机体免疫力。

2 解热，祛痰

葱的挥发油能刺激身体汗腺分泌，发汗散热；葱油刺激上呼吸道，使黏痰易于咳出，故有祛痰作用。

3 增食欲，促消化

葱所含的苹果酸、磷酸糖等物质可兴奋神经系统，刺激血液循环，促使发汗，还可刺激机体消化液分泌，健脾开胃，增强食欲。

4 抗菌，抗病毒

葱所含大蒜素、蒜辣素等挥发成分具较强抵御细菌、病毒、病原体的作用，并能杀灭阴道滴虫。

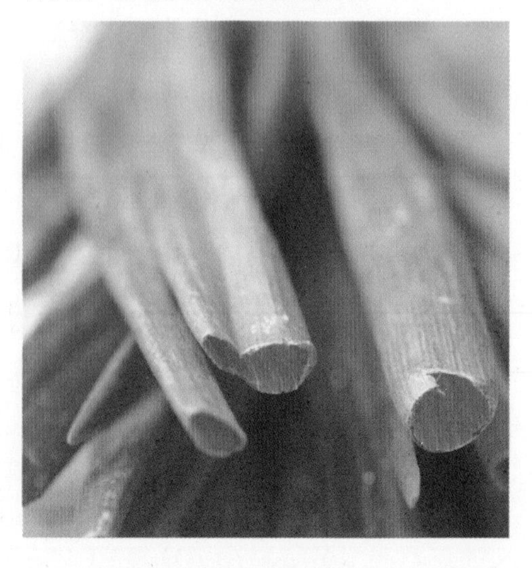

5 抵抗衰老

生葱含有大量特殊的微量元素硒，可以防止人体细胞老化，延缓衰老。

生　姜

姜是好东西。我国大圣人孔夫子虽年迈而气不喘、肤不枯，其祖传秘方就是“一日三姜”，与其弟子曾参的“一日三省”相映成趣。生姜不仅是一种极为重要的调味品，同时也可作为蔬菜单独食用，而且还是一味重要的中药材。生姜可将自身的辛辣味和特殊芳香渗透到菜肴中，使之鲜美可口，味道清香。

1 健胃止呕，促进消化

姜的挥发油（姜辣素）首先刺激舌头上的味觉神经，使其先感到辣味，而后又刺激胃肠黏膜上的感受器，通过神经反射促使胃肠道充血，消化道蠕动增强，消化液分泌旺盛，又能刺激小肠，增强肠壁蠕动，促使肠吸收能力加强。

2 调　味

生姜辛辣芳香，入鸡、鸭、鱼、虾等菜中，可起到避腥、开胃的作用，从而使菜肴味道更加鲜美。

3 发汗散寒

生姜所含姜辣素可兴奋大脑皮质、血管运动中枢及延髓呼吸中枢，对心脏亦有直接兴奋作用，能使心脏加快跳动、血管扩张、血液流动加快，使全身产生温热感；同时，流到皮肤的血液增多，促使身上汗毛孔张开，从汗毛孔渗出来的汗也增多。

4 抑菌杀虫

生姜水浸剂外用具有明显的抑制皮肤真菌黄色毛癣菌、杀灭阴道滴虫功能，可治各种痈肿疮毒。

5 抗衰老

生姜可抑制体内过氧化脂肪质的产生，起到抗衰老作用。

大　蒜

大蒜，又名胡蒜、独蒜，是一种百合科多年生草本植物，原产于亚洲西部，我国引种的历史非常悠

久。大蒜自古以来就是民间的健身佳品，既能调味，又能助消化和促进食欲，还是神奇的良药。

1 降血脂，抗动脉硬化

大蒜中的有效成分脂防油能明显降低高血脂者的血脂，具有抗动脉粥样硬化功能，可防治心脑血管病。

2 消炎抑菌解毒

大蒜挥发油所含蒜素、大蒜辣素等具有广谱抗菌、抗原虫作用的物质，有明显的消炎灭菌作用，对细菌和真菌有明显抑制、杀灭作用，从而被誉为“土里长出的青霉素”。

3 降压降糖

大蒜所含的配糖体可降低血压，能使血清纤维蛋白活性明显增加，从而影响肝糖原合成，降低血糖水平，增加血浆胰岛素水平，减少患者胰岛素用量。

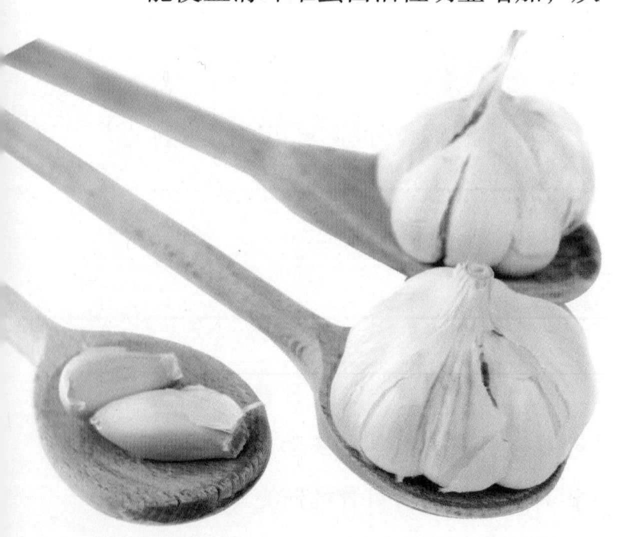

4 防治肿瘤

大蒜素及其同系物能激活巨噬细胞的吞噬能力，增强人体免疫功能，有效抑制肿瘤细胞活性，使之不能正常生长代谢，最终导致肿瘤细胞死亡。

辣　椒

辣椒又名朝天椒、番椒，四川话叫辣子，其营养丰富，能促进食欲，祛除胃寒病。

1 健脾开胃

辣椒含辣椒碱，辣椒及其制成的调味品的强烈香辣味能增加唾液和胃液的分泌及增强淀粉酶活性，刺激味觉感受器，反射性加快肠道蠕动，促进食欲，改善消化，增强体力。

2 解热镇痛

辣椒辛温，能通过发汗而降低体温，并能缓解肌肉疼痛，具较强的解热镇痛作用。

3 降脂减肥

辣椒所含辣椒素能促进脂肪的新陈代谢，防止体内脂肪积存，从而达到减肥瘦身的效果。

4 抗菌杀虫

辣椒碱对蜡样芽孢杆菌、枯草杆菌有明显的抑制作用，辣椒煎剂可杀灭臭虫。

5 防治肿瘤

辣椒中的有效成分辣椒素是抗氧化物质，可使体内二甲基亚硝胺（DMN）化学物质突变作用消失，抑制有关细胞新陈代谢，从而终结细胞组织的癌变过程，降低肿瘤细胞的发生率。

胡　椒

胡椒又名白川、黑川、玉椒、味履支、白胡椒、黑胡椒等，是烹调的重要作料。由于胡椒的辣味成分主要是胡椒碱和胡椒脂碱以及挥发性芳香油，所以人少量服用后有增进食欲的作用。大量服之，则会刺激胃黏膜使之充血，故胃及十二指肠溃疡者食之宜慎。

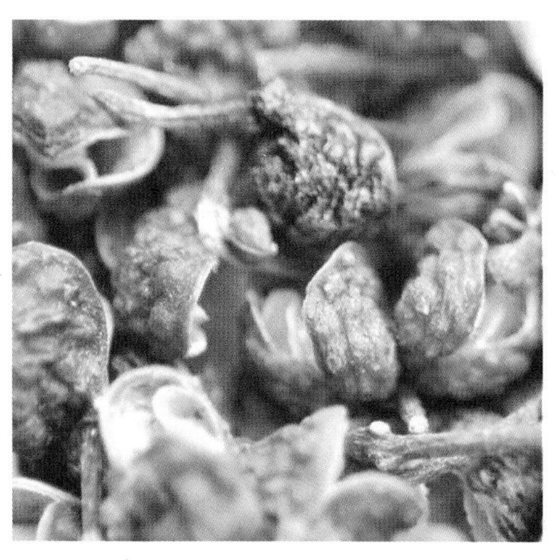

1 祛风散寒

胡椒内服作用与辣椒相似，可作为祛风、健胃剂，但刺激性较小。

2 降胆固醇

胡椒能显著抑制血小板活化因（PAF）诱发的血小板凝集，改善脑皮质灌流量与脑电活动，明显改善缺血再灌时的脑循环，明显降低血清胆固醇。

3 抗菌，杀蛔虫、绦虫，抗癫痫

胡椒的提取物可以抗细菌，杀寄生虫。胡椒碱及其衍生物是新型抗癫痫药，有明显抗惊厥作用。

芫　荽

如果说10个人当中有6个人不知芫荽为何物，那么10个人当

中一定有9个人知道什么是香菜。香菜就是芫荽的通俗叫法。它深受北方人民的喜爱，南方人对它却不那么钟爱。

1 和胃调中

芫荽有特殊芳香气味，可辛香升散，开胃醒脾，调和中焦，祛风解毒，促进周身血液循环、胃肠蠕动。

2 清热透疹

芫荽能促进外周血液循环，促使麻疹及风疹透发。其辛温香窜，能外达四肢腠理，散风寒，透疹毒。其提取液能显著发汗清热透疹，其特殊香味能刺激汗腺分泌，促使机体发汗透疹。

味 精

味精的化学名称是谷氨酸钠，又叫麸氨酸钠，是氨基酸的一种，也是蛋白质的最后分解产物。味精可以增进人们的食欲，提高人体对其他各种食物的吸收能力，对人体有一定的滋补作用，是一种广泛应用的调味品。

味精使用要适量，多食有害。这是因为有钠，过量摄入可导致高血压，此外过量食用味精会导致血液中谷氨酸含量增高，限制人对钙、镁等物质的吸收与利用。

1 增鲜开胃，加强营养

味精具有浓烈的肉鲜味，能增加各种菜肴的鲜味，增进食欲，提高人体对其他各种食物的吸收，促进营养物的摄入，对人体有一定的滋补作用。

2 解毒醒脑

味精所含谷氨酸可与血氨结合成无毒的谷氨酰胺，使血氨降低，解除组织代谢过程中所产生的氨的毒性作用，又能参与脑内蛋白质代谢、糖代谢，促进氧化过程，改善中枢神经系统功能。

醋

食用的醋古时称为酢、苦酒和“食总管”，是一种发酵的酸味液态调味品，在我国已有2000多年的使用历史。

1 促进食欲

醋作为调料，可以刺激神经中枢，

促使消化液、胃酸增多，具增食欲、助消化、提高对食物中钙、磷、铁、维生素等吸收利用率的功效。

2 润肠利便

便秘患者每日酌情喝醋沸水（沸水中滴进数滴醋）少许，可缓解大便困难。

3 强肾利水

醋能增强肾功能，并且有一定的利尿作用。水肿者长期饮少许醋沸水，有很好的消肿作用。

4 防晕车晕船

出发前喝适量醋沸水，可减轻乘车乘船的眩晕感。醋能抑制和降低人体内过氧化脂质的形成，促进物质代谢，调节血液的酸碱平衡等作用。

5 杀菌解毒

醋对葡萄球菌、大肠埃希菌、痢疾杆菌、嗜盐菌等都有很强的杀伤作用。拌凉菜时浇上些醋，不仅能杀菌，还可软化蔬菜的纤维，有助于消化。

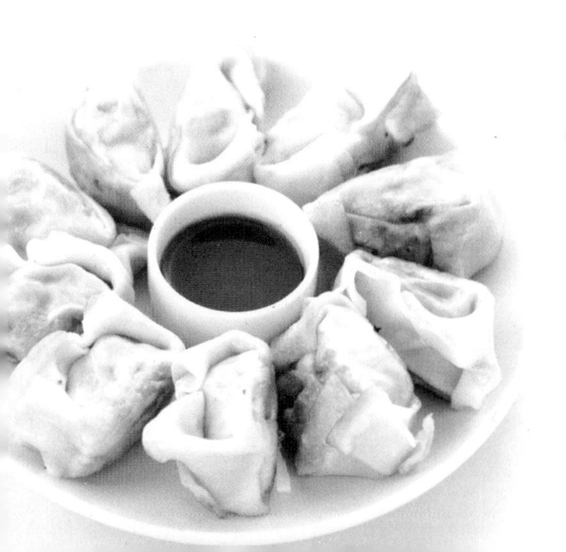

健康顾问

宜食人群：慢性萎缩性胃炎患者、胃酸缺乏者、流感患者、流脑患者、白喉患者、麻疹患者、泌尿系统结石患者、癌症患者、高血压患者、小儿胆道蛔虫症剧烈腹痛患儿、传染性肝炎患者、鱼骨鲠喉者、醉酒者。

忌食人群：胃溃疡患者、感冒初起者、筋脉拘挛、痿痹者。

盐

盐是调味品中最为常见的，人们几乎餐餐都少不了它。以食盐为平台，可以调制出许多味型，所以食盐被誉为“百味之祖”。

人每天都必须摄入一定量的盐来保持新陈代谢，调整体液和细胞之间的酸碱平衡，促进人体生长发育。另外，含碘的食盐还有益于甲状腺。值得一提的是，现在的食盐中添加了碘、锌或硒等营养素，所以，烹饪时宜在菜肴即将出锅前加入，以免这些营养成分被破坏。

健康顾问

宜食人群：急性胃肠炎患者、中暑多汗者、咽喉肿痛患者、口腔发炎者、齿龈出血者。

忌食人群：水肿患者、高血压患者、心脏功能不全者、肾脏病患者、慢性肝炎患者。

1 促进消化

盐是构成胃液的基本成分，能激活胃蛋白酶原，使之转化为胃蛋白酶分解蛋白质，还能直接使蛋白质变性而有利于消化吸收。

2 抑菌解毒

盐有较强的抑菌作用，外用泡水洗涤伤口可清热解毒、消炎杀菌，可作为早期清热解毒的外用药物来冲洗伤口。

3 维持平衡

食盐是人体钠、氯的主要来源。它既能维持细胞外液渗透压，亦可维持体内酸碱平衡，保持神经、骨骼肌的兴奋性。

蜂　蜜

蜂蜜由工蜂采的花蜜在巢中酿成。根据采蜜季节不同，蜂蜜有春蜜、夏蜜、冬蜜之分，以冬蜜质量为最好。从野外如树上、岩洞等处采取的蜂蜜称为野蜂蜜，又叫石蜜或岩蜜。野蜂蜜质量最好，但产量有限，因而市面上见到的多是人工养蜂所取的蜂蜜。

1 补充营养

蜂蜜中多种酶类含量高，有助于人体的消化吸收及一系列的物质代谢；所含葡萄糖、果糖混合物可不经消化作用而直接被人体所吸收利用，促进生长发育。

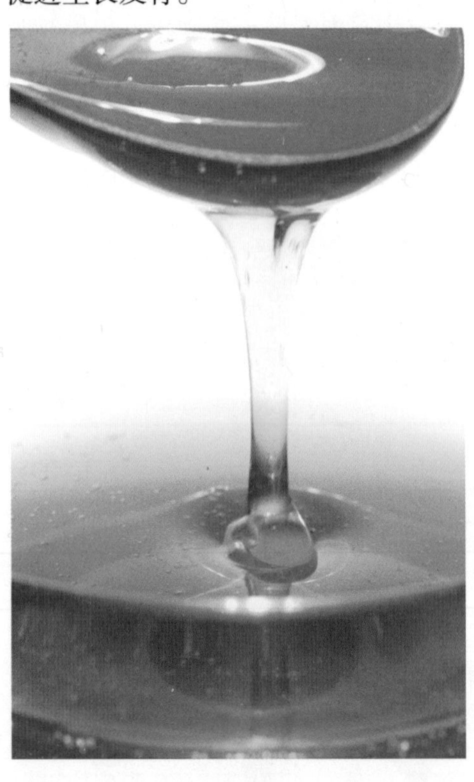

2 改善心肌功能

蜂蜜能增加冠状动脉血量、血红蛋白，营养心肌，改善心肌代谢过程，从而改善其功能。

3 强身健脑

蜂蜜能促进机体新陈代谢，增强抗病能力。可治神经衰弱、肝炎。

4 杀死细菌

蜂蜜能杀死伤寒杆菌、副伤寒杆菌、大肠埃希菌、痢疾杆菌等细菌，降低疾病的罹患率。

5 促使伤口愈合

用蜂蜜治疗溃疡或烫伤能减少渗出液，减轻疼痛，控制感染，促进伤处早些愈合。

茶 叶

茶叶味甘苦，性凉。茶的种类很多，有花茶、红茶、绿茶、乌龙茶、普洱茶等。它具有生津止渴，清热解毒，祛湿利尿止泻，清心提神，益思降脂之功效。我国最早的中药专著《神农本草经》曰："茶味苦，饮之使人益思、少卧、轻身、明目。"《神农食经》中也指出："茶茗久服，令人有力、悦志。"这些都说明茶叶可以提神益智，兴奋大脑，增强思维能力和记忆力。

1 兴奋神经

茶中咖啡因能兴奋高级神经中枢，使精神振作，思想高度活跃并且可以缓解疲劳（但过量可诱发失眠、心悸、头痛等）。

2 保护心脏

茶中咖啡因、茶碱均可促进人体血液循环，增加心搏，增强心室收缩，扩张冠状动脉血管，直接扩张末梢血管，增强毛细血管抵抗力。

3 去腻助消

茶中芳香族化合物能溶解脂肪，入胃后可促进胃液分泌，有助消化。食油腻或奶制品过多会感到胃部饱满、口中黏腻，饮茶可顿觉脘腹舒畅、口中清爽。

4 抗抑病菌

茶叶可抑制病菌，如痢疾杆菌、沙门菌、金黄色葡萄球菌、白喉杆菌、乙型溶血性链球菌、绿脓杆菌等。其中绿茶、花茶的抗菌效果尤为明显。

健康顾问

宜食人群：高脂血患者、高血压患者、冠心病患者、动脉硬化者、心动过缓患者、糖尿病患者、发热口渴者、肠炎腹泻患者、头痛目昏者、排尿不利患者、癌症患者、饮酒过多者、长期吸烟者、肥胖症患者、嗜睡症患者。

忌食人群：习惯性便秘者、失眠者、胃寒者、孕妇、哺乳期产妇。

5 强肾护肝

茶能抑制肾小管的再吸收而有利尿作用，能增强肾脏、肝脏功能。

6 解烟毒

烟草含尼古丁，茶叶可解慢性尼古丁中毒，长期吸烟者宜常饮茶。

7 防治肿瘤

茶可保护造血机能，提高白细胞数量，对人体各部位的肿瘤细胞都有销蚀、破坏作用。

白　酒

白酒又叫烧酒、谷烧、白干儿、火酒，有些地方称其为烈酒或高度酒。白酒是用高粱、谷子、红薯、稗子、米糠等粮食或其他果品发酵、蒸馏而成的。因其没有颜色，所以叫白酒，又因其含酒精量较高，所以又称为烧酒或高度酒。

白酒在我国有悠久的历史。从商纣的“酒池肉林”到魏晋的“载酒而行”，以及各朝各代，都能发现白酒在中国传统文化留下的烙印。

1 引行药势，增强药效

服用中药时，借助酒的辛温行散、活血行气之性，可以增强药力，便于药力迅速到达全身经脉。药物中性沉降者得之则升，呆滞者得之则行。

2 兴奋中枢神经系统

酒中乙醇对中枢神经系统的兴奋作用与麻醉药相似，中等剂量对心功能无影响。

3 调味解毒

烹调时酌加此酒可除腥秽，味香气浓，增加口感。

4 降温杀菌

在皮肤上局部涂擦乙醇，能加速体热的挥发，是常用的物理降温剂。乙醇含量为70%的液体能使细胞原浆脱水并发生沉淀，故杀菌作用较强。

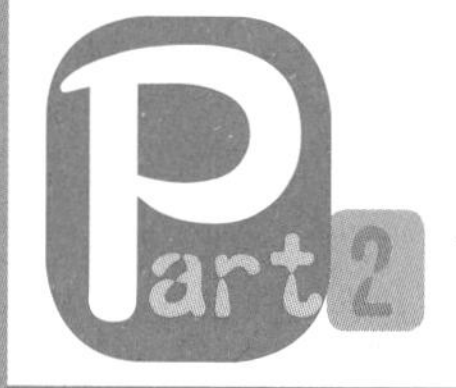

Part 2

下篇　食物补益妙方

食物既是人们充饥的佳肴，也是治疗、增补身体的佳品。从古至今，经过人们的研究、摸索，不仅增添了人们餐桌上的菜品样式，还找到了治疗各种疾病的不同食疗方法，在满足人们口腹之欲的同时，既调理了身体，又治愈了疾病，可谓一举多得。

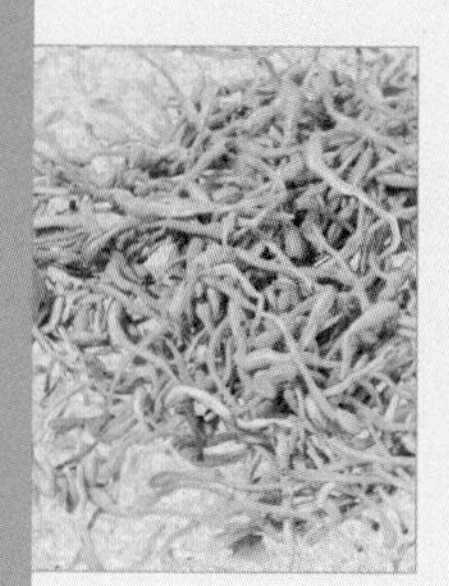
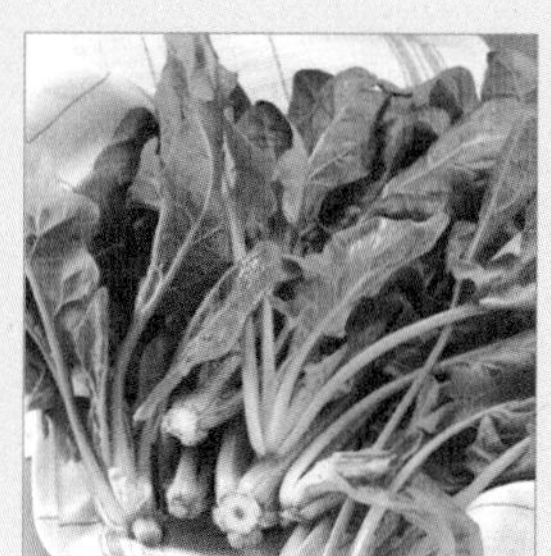
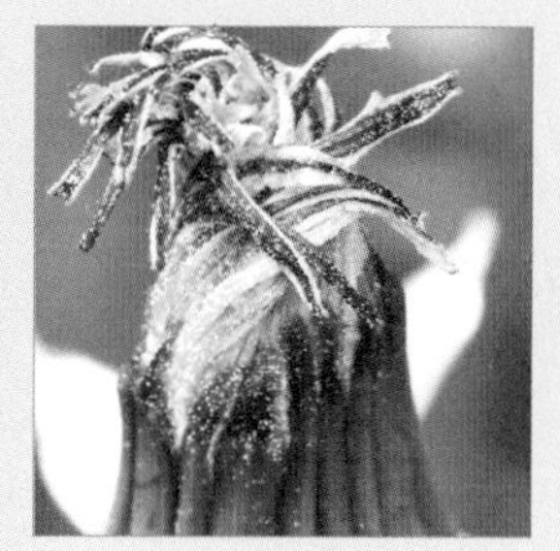
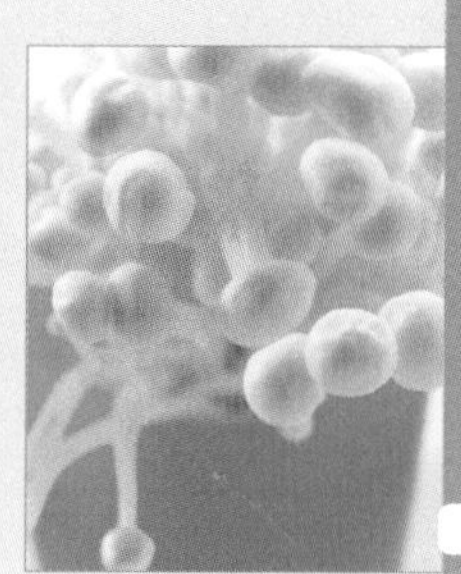

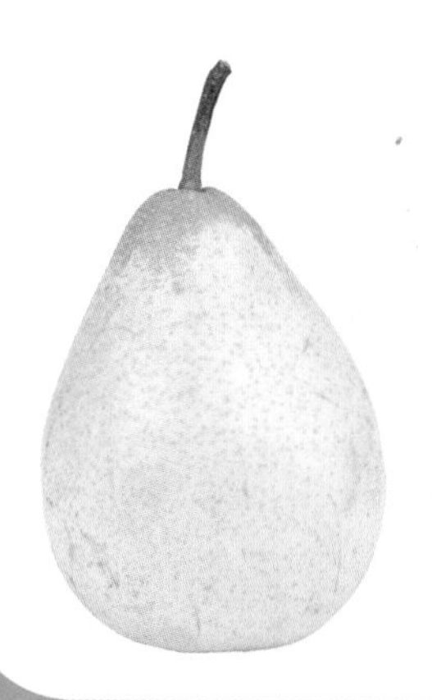
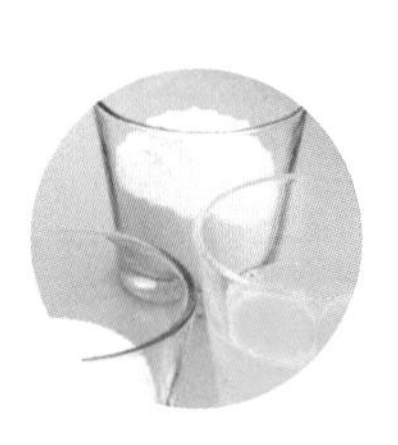
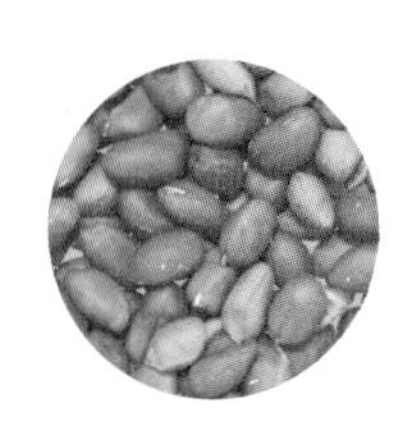
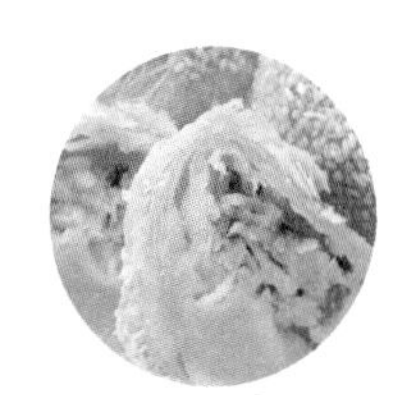

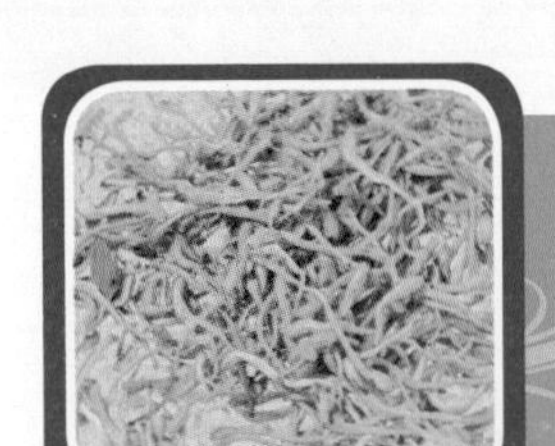

常见疾病的食疗妙方

食物“病人服之，不但疗病，并可充饥；不但充饥，更可适口，用之对症，病自渐愈，即不对症，亦无他患”。

感　冒

1 大蒜按摩

【原料】紫皮大蒜适量。

【做法】将紫皮大蒜去皮洗净，切成薄片。在百会、太阳、风池、迎香、合谷诸穴位按摩 10 分钟，然后在脚底的涌泉穴按摩 20 分钟，按摩后穴位表面皮肤可形成大蒜薄膜，应保持 5 小时再洗净。

【功效】祛风散寒。

2 可乐姜

【原料】鲜姜 30 克，可乐 1 瓶（1 升）。

【做法】将鲜姜去皮、切碎，和可乐放在锅中煮开即可。趁热服食，每次 150 毫升，每天 3 次。

【功效】祛风散寒。

3 橘皮姜糖水

【原料】鲜姜 50 克，橘皮 30 克（干品 10 克），糖适量（秋冬用红糖，春夏用白糖）。

【做法】先将鲜姜洗净切片，橘皮洗净。将鲜姜片和橘皮加水共煎，喝前加适量糖即可。趁热当茶饮，每天数次。

【功效】祛风散寒、强健筋骨。

4 绿豆生姜饮

【原料】绿豆适量，生姜 20 克，可乐 0.5 升。

【做法】将绿豆洗净入锅加水煮汤，然后再把生姜洗净切丝，同可乐

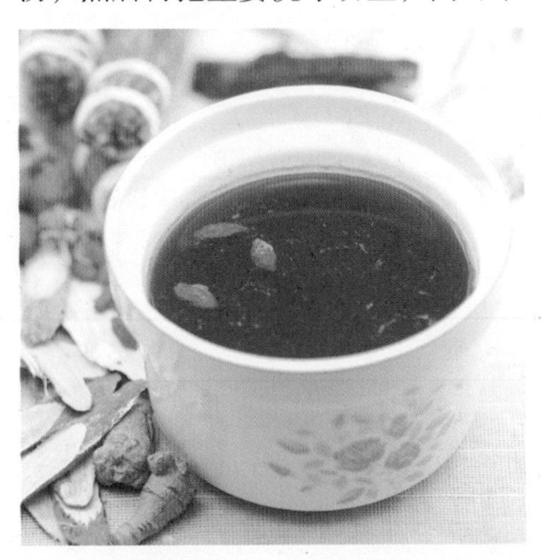

入锅共煮。趁热喝汤，每天数次。

【功效】解毒、发汗、利关节。

5 水熬香菜根

【原料】香菜根 300 克。

【做法】将香菜根洗净放入砂锅，加水适量熬至 20 分钟即可。去香菜根留水当茶饮，每天 3 次，每次 150 毫升。

【功效】退热。

6 香菜茅根汁

【原料】新鲜香菜 100 克，鲜白茅根 100 克。

【做法】先将新鲜香菜、鲜白茅根分别洗净，放入洁净盆中，用温开水浸泡片刻，取出，切碎，捣烂，绞取其汁，并将香菜汁、白茅根汁充分拌和均匀，即成。早晚分 2 次服。

【功效】适用于各型流行性感冒患者。

7 生姜大蒜枣

【原料】生姜 20 克，蒜头 50 克，红枣 50 克。

【做法】先将红枣洗净，放入温开水中浸泡片刻，备用。将生姜、蒜头（去外皮）分别洗净，生姜连皮切碎，与捣碎的蒜头同放入砂锅，加红枣及其浸泡水，视需要再加清水适量，大火煮沸后，改用小火煨煮 30 分钟，过滤取汁即成。早晚分 2 次服。

【功效】适用于风寒型流行性感冒患者。

咳　嗽

1 丝瓜茎汁

【原料】细嫩的丝瓜茎 400 克。

【做法】将细嫩的丝瓜茎挤成汁，用细纱布过滤即可。将新鲜的丝瓜汁倒入小酒杯，每日早晚各饮 1 次。

【功效】止咳、定喘、润肺。

2 水煮蒜

【原料】大蒜瓣 100 克，清水 2 杯。

【做法】将蒜瓣与清水放入锅内共煮，待水开后再煮 10 分钟即可。将煮好的蒜瓣水趁热饮下，且吃蒜瓣，晚间临睡前服用效果最佳。

【功效】逐风祛寒。

3 清蒸蜜梨

【原料】梨 1 个，蜂蜜适量。

【做法】把梨切开一个三角口，把梨核挖空，放入适

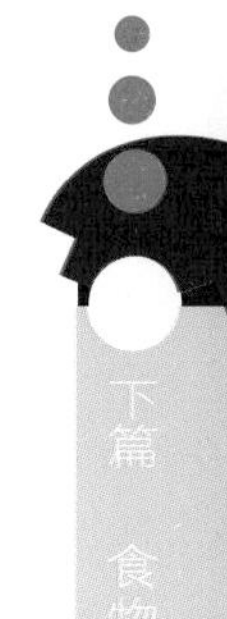

量蜂蜜，再把三角小块盖好。把梨开口向上放在一个碗内用锅蒸15分钟即可。把蒸好的蜜梨取出，趁热食用，每天2次，连服3天即可收到良效。

【功效】平咳、疗喘。

4 大蒜敷脚心

【原料】大蒜适量。

【做法】将大蒜去皮切成薄片备用。将切好的大蒜敷在脚心涌泉穴上，用胶布贴紧贴牢，置8小时左右去除（因大蒜对皮肤有刺激，贴的时间不宜过长）。连续敷1个星期左右，效果更佳。少数脚心敷蒜起水泡，可暂停敷贴，待水泡破后皮肤复原再行敷贴，一般不会再起水泡。

【功效】祛痰、清热。

5 单吃姜片

【原料】生姜适量。

【做法】将生姜洗净去皮，切成薄片备用。每当咳嗽时，把切好的姜片放在嘴里，稍待片刻把姜片吃下去即可。如嗓子再痒时就再吃1片，每天3次，最好临睡前再吃1片，一般3天左右即可痊愈，且不宜再犯。

【功效】除湿利肺。

6 鸡蛋白糖茶

【原料】鸡蛋1个，白糖适量，花生油适量。

【做法】取半茶缸水煮沸，放适量花生油，再放白糖，然后将鸡蛋打碎加入茶缸中，煮沸即可。每天起床后和入睡前趁热饮服，连服3天左右即可痊愈。

【功效】清热止咳。

7 栗子肉

【原料】栗子300克，瘦猪肉200克，盐、味精各适量。

【做法】栗子去皮洗净，瘦猪肉洗净切块，两者共入砂锅煲汤，待煲好后加入适量盐及味精即可。吃栗子和猪肉，喝汤，小孩子可分2～3次服食。

【功效】强健筋骨、消炎去燥。

8 水煮萝卜

【原料】萝卜500克。

【做法】把萝卜洗净切成薄片，用清水煮，萝卜熟后用茶杯或

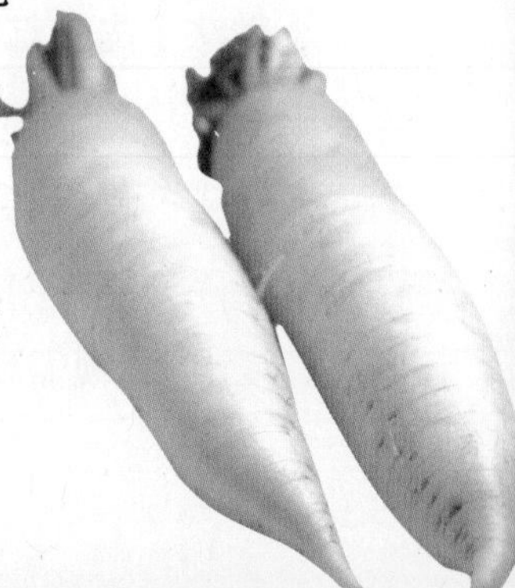

小碗将水滤出备用。萝卜水凉后喝下，每天晚上临睡前服食，连续喝4天左右便可收到良效。

【功效】止咳、定喘。

9 绿豆煮梨汤

【原料】鸭梨2个，绿豆30克。

【做法】将鸭梨洗净切片；绿豆洗净加水放锅内煮，待绿豆煮开花时放入鸭梨片同煮15分钟即可。每日早晚各1次吃梨喝汤，连服10天左右便能收到良效。

【功效】润喉去燥。

10 橘皮香菜

【原料】橘皮和香菜根各适量。

【做法】将橘皮和香菜根洗净，共入砂锅熬汤。当茶饮，每天2次，连喝3天即可。

【功效】清喉去燥。

11 麻油拌鸡蛋

【原料】麻油60克，鸡蛋1个。

【做法】将麻油倒入锅中加热，打入鲜鸡蛋，再冲入沸水拌匀即可。趁热服食，早晚各服1次，2天左右即可收效。

【功效】润喉止咳。

支气管炎

1 生姜桔梗茶

【原料】生姜35克，桔梗25克，红糖30克。

【做法】将生姜切成丝，桔梗洗净。把生姜丝与桔梗加红糖共入暖瓶，加入开水，加盖1小时后代茶饮，可连续趁热饮用，以饮后出微汗为佳。

【功效】温化寒饮、宣肺止咳。

2 酸石榴蜂蜜

【原料】石榴500克，蜂蜜100克。

【做法】石榴洗净去蒂，把石榴掰开，连皮带籽一同放入药锅，兑入蜂蜜，加水淹过石榴，用文火炖，不可煎糊。待水分蒸发干、石榴熬成膏状起锅，将石榴盛入洁净的大口瓶备用。每次服用2小勺，每天服用数次。

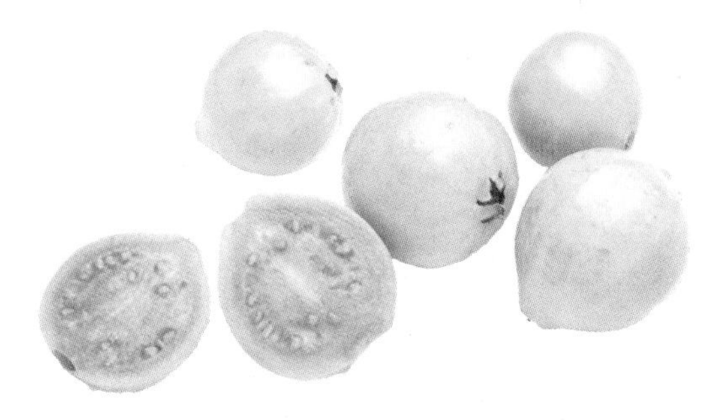

【功效】润肺滋阴。

3 五味子泡鸡蛋

【原料】五味子250克，鸡蛋6个。

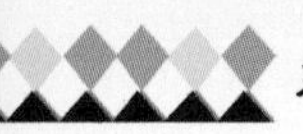

【做法】用五味子兑自来水浸泡6个鸡蛋，以水没过鸡蛋和五味子为宜。不宜使用铁制容器，最好选用陶瓷制器皿。把器皿置阴凉处，泡7天左右即可。浸泡好后每天早晨空腹吃1个鸡蛋，用针将鸡蛋扎1个孔，吸食蛋清和蛋黄。当吃第1个鸡蛋时，浸泡第2个疗程的6个鸡蛋；当吃第二个疗程的第1个鸡蛋时，浸泡第3个疗程的6个鸡蛋。连服3个疗程即可收效。

【功效】消炎祛痰、清肺理气。

4 红枣山楂桂圆糊

【原料】红枣、冰糖、山楂各29克，桂圆肉500克。

【做法】将红枣、冰糖、山楂、桂圆肉同煮成糊状即可，放在冰箱内保存备用。每天吃2勺，每年从入冬开始服用，连服3个月可愈。

【功效】祛痰止咳、消炎镇痛。

5 猪心苦杏仁

【原料】猪心6个，苦杏仁1000克，大料、盐、桂皮各适量。

【做法】猪心切成1厘米见方小块洗净，苦杏仁用凉水浸泡48小时，剥去外边的软皮，然后与盐、大料、桂皮放入锅中，加适量水炖熟即成。将炖好的猪心、苦杏仁分成6份，每天1份。

【功效】理气消炎。

6 紫苏叶生姜枣

【原料】紫苏叶40克，生姜25克，红枣30个。

【做法】先将紫苏叶洗净、剪碎，放入碗中。红枣、生姜分别洗净，生姜切成片，与紫苏叶同入砂锅，加水适量，先用大火煮沸，改以小火煨煮40分钟。待红枣熟烂呈花状时，取出红枣，余下过滤取汁。将滤汁和红枣回入砂锅，小火煮沸即成。早晚分2次服。

【功效】适用于风寒型急性支气管炎患者。

7 生姜芥菜汤

【原料】鲜生姜25克，鲜芥菜150克。

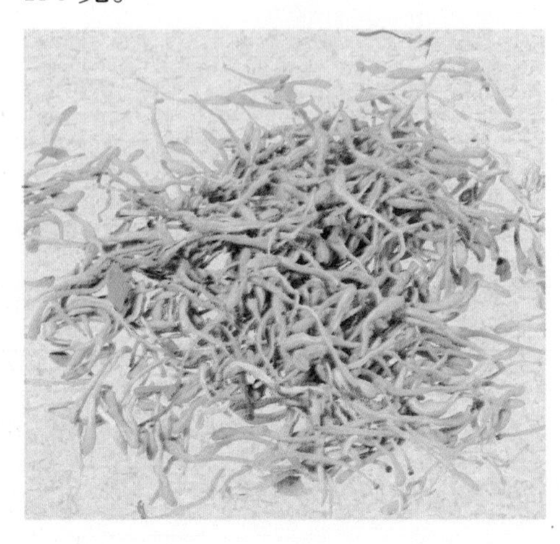

【做法】将鲜芥菜拣杂、洗净、切碎，与洗净切成片的生姜同入砂锅，加水适量，先用大火煮沸，改以小火煨煮半个小时，用洁净纱布过滤，去渣取汁，滤汁回入砂锅，再煮至沸即成。早晚分2次服。

【功效】适用于风寒型急性支气管炎患者。

8 银花桑杏茶

【原料】金银花35克，桑叶25克，杏仁20克。

【做法】先将桑叶洗净、剪碎，装入纱布袋中，扎紧袋口，备用。杏仁拣杂后，放入清水中浸泡片刻，与洗净的金银花同入砂锅，放入桑叶袋，加水适量，先用大火煮沸，再以小火煎煮半个小时，待杏仁熟烂，桑叶袋取出不用，汁当茶饮，早晚分2次服。

【功效】适用于燥热型急性支气管炎患者。

9 猪胆汁蜜饮

【原料】新鲜猪胆2副，蜂蜜适量。

【做法】先将猪胆用凉开水清洗干净，再将猪胆切开取汁，装入瓶中备用。每次取胆汁3克，与蜂蜜5克拌和均匀，每天2次，温开水送服。

【功效】适用于痰热阻肺型慢性支气管炎患者。

10 百合杏仁羹

【原料】百合150克，杏仁15克，蜂蜜35克。

【做法】将百合掰开，拣杂后洗净，与杏仁同入砂锅，加水适量，中火煨煮至酥烂，离火加入蜂蜜，调和成羹即成。早晚分2次服，当点心食用。

【功效】适用于阴虚燥热型慢性支气管炎患者。

支气管哮喘

1 蜂蜜泡大蒜

【原料】鲜大蒜70头，蜂蜜适量。

【做法】把春天起蒜时的嫩大蒜洗净，用蜂蜜浸泡封好后保存6个月，待秋冬时打开食用。每天吃泡好的大蒜1头，连续食用可收良效。

【功效】平咳定喘。

2 葡萄冰糖泡酒

【原料】葡萄500克，冰糖100克，白酒500毫升。

【做法】将葡萄洗净，冰糖打碎，放一起，

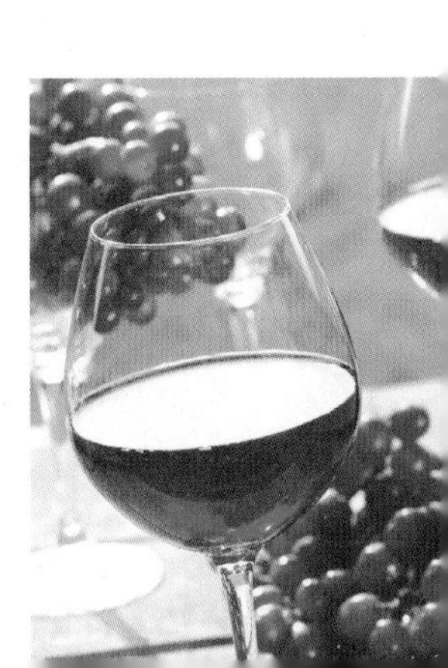

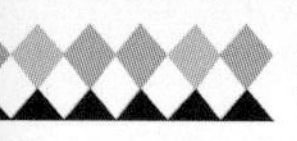

将两者共同浸泡在装有白酒的大口瓶，并把瓶口封好，放在阴凉处静置即可。每天早上空腹服20毫升，连服3个月初见功效，连服1年可痊愈。

【功效】化痰、止咳、定喘。

3 冰糖炖紫皮蒜

【原料】紫皮蒜450克，冰糖200克。

【做法】把紫皮蒜去皮洗净后加入冰糖同放入干净砂锅中，加清水至略高于蒜表面，水煮沸后用微火将蒜炖成粥状。晾凉后每天早晚各服10克左右，坚持服用即可治愈。

【功效】润肺清喉、止咳化痰。

4 鸡蛋蒸苹果

【原料】大苹果1个，鸡蛋2个。

【做法】将苹果洗净，用小刀将苹果顶部连蒂剜1个三角形，留下待用，再将果核挖出，并用小勺从内部挖去部分果肉，使其内部成杯状，但不能漏；将鸡蛋破壳倒入苹果内，再将原来三角顶部盖上，放笼屉内蒸半小时左右。趁热服食，小儿一次吃不完下次加热继续服食。每天1个，连服3天可收良效。

【功效】止咳定喘。

5 腌鸭梨

【原料】鸭梨500克，大粒盐250克。

【做法】将鸭梨洗净擦干，容器也洗净擦干。在容器中撒上一层大粒盐，然后码上一层梨，再重复撒盐放梨，直到码完为止。梨香甜爽口，每天食梨1个，对老年性哮喘有很好疗效。

【功效】祛寒利湿、化痰止咳。

6 杏仁三子粥

【原料】白芥子10克，紫苏子10克，萝卜籽15克，杏仁10克，粳米100克。

【做法】先将紫苏子、白芥子、萝卜籽、杏仁同入锅中，加水适量，煎煮25分钟，去渣取汁。粳米淘净后，放入砂锅，加水适量，用大火煮沸，加入药汁，拌匀，改用小火煨煮成稠粥即成。早晚分2次服。

【功效】适用于各型支气管哮喘患者。

7 干姜茯苓粉

【原料】干姜100克，白茯苓250克。

【做法】将干姜、白茯苓分别洗净，晒干或烘干，共研成极细末，装瓶备用。每天2次，每次9克，温开水送服。

【功效】本食疗方对寒痰伏肺型支气管哮喘患者尤为适宜。

8 黄芪炖乳鸽

【原料】炙黄芪45克，乳鸽1只，料酒、姜末、葱花、精盐各适量。

【做法】先将炙黄芪洗净，切片。将乳鸽宰杀后洗净，与黄芪片同入炖盅内，加入调料，隔水用小火煨炖1.5小时，取出后加味精拌匀即成。佐餐食用。

【功效】适用于肺气不足型支气管哮喘患者。

肺结核

1 白果粥

【原料】白果仁20克，大米100克。

【做法】将白果仁捣碎，与淘洗干净的大米一同放入锅中，加1000毫升水，煮成稀稠粥。每天1次，分数次食用。咳嗽痰稠者不宜食用。

【功效】止咳平喘、固肾补肺。

2 百合干粥

【原料】百合干60克，白糖120克，大米100克。

【做法】将百合干、大米分别淘洗干净，放入锅中，加1000毫升水，置火上烧开，熬煮成粥，调入白糖即成。每天1剂，分数次食用。

【功效】养阴清热、润肺调中、镇静止咳，适用于肺结核患者。

3 赤小豆炖甲鱼

【原料】赤小豆70克，甲鱼400克左右，冬瓜（连皮）500克。

【做法】将甲鱼宰杀，除内脏后洗净，取肉切块；冬瓜洗净，切块；赤小豆洗净。将甲鱼肉入锅，加水煮至半熟，再加入冬瓜和赤小豆慢炖1小时，至豆熟肉烂即成。佐餐食用。

【功效】滋阴清热、利水祛瘀，适用于肺结核患者等。

4 紫皮大蒜粥

【原料】紫皮蒜头35克，粳米120克，白及6克。

【做法】先将白及洗净，晒干或烘干，研成极细末。将紫皮蒜头掰瓣后去外皮，洗净，放入洁净纱布袋中，扎口，在沸水中煮1分钟，捞出纱布袋，盛入碗中。粳米淘净，放入砂锅，加入煮蒜头的沸水，小火煨煮成稠粥，即成。早晚分2次服，每次食粥时调入3克白及粉末，同时嚼食紫皮蒜头。

【功效】适用于各型肺结核患者。

5 百合山药粥

【原料】百合 60 克，山药 110 克，粳米 120 克，冰糖 30 克。

【做法】先将山药洗净，刨去外表皮，切碎，剁成糜糊。百合掰瓣，

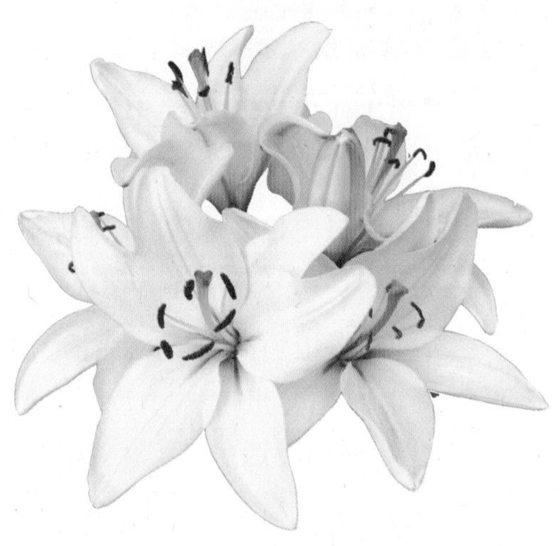

洗净，放入砂锅，加清水浸泡片刻，入淘净的粳米，大火煮沸，调入山药糜糊，拌和均匀，改用小火煨煮 1 小时，加冰糖后，煮至稠粥即成。早晚分 2 次服。

【功效】适用于各型肺结核患者。

6 冰糖百合

【原料】百合 160 克，青梅 35 克，桂花 5 克，冰糖 150 克，白糖 100 克。

【做法】先将拣杂后的百合洗净，放入蒸碗内，加清水少许，入笼屉，大火蒸透，取出，沥去水。锅置火上，加清水适量，放入冰糖、桂花，小火煨煮，待冰糖溶化后调入白糖，煨煮至汁浓，加百合，再加洗净后切开的青梅，继续煨煮至百合、青梅漂浮时，即可饮用。当甜汤随意服食，2 天内服完。

【功效】适用于各型肺结核患者。

7 椒盐菠菜心

【原料】菠菜心 10 棵，鸡蛋 2 个，植物油 250 克（实耗约 25 克），面粉、湿淀粉、精盐、花椒盐各适量。

【做法】将菠菜心削去根洗净，保持整形，加精盐略腌；小碗中打入鸡蛋搅散，再加入面粉、湿淀粉调成糊。炒锅上大火，加入油烧至六成热，将菠菜心逐个挂糊，放入油中炸至淡黄色捞出。待油温升至七八成热时菠菜重入锅，再炸至金黄色捞出，装盘即成。配花椒盐上桌。佐餐食用。

【功效】滋阴润燥、通利肠胃，适用于肺结核患者等。

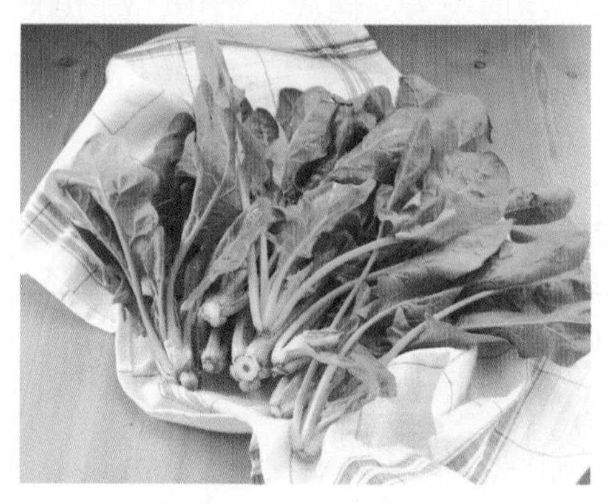

肺 炎

1 白柿粥

【原料】干柿若干，糯米 50 克，蜂蜜适量。

【做法】将干柿用水浸，过筛取汁，与洗净的糯米同煮成粥，调入蜂蜜即可。早晚餐食用。

【功效】润肺、止血，适用于肺炎患者等。

2 鲜芦根粥

【原料】鲜芦根 130 克（干品 65 克），大米 50 克，油、食盐各适量。

【做法】将鲜芦根洗净，切断，去节，放砂锅内，加水 500 毫升，煎至约 300 毫升，去渣取汁，以药汁再加适量清水，加洗净的大米同煮粥，

加油、食盐调味。每天 3 次左右，连食 3 天为 1 个疗程。

【功效】清热、宣肺、化痰，适用于支气管肺炎患者等。

3 枇杷叶粥

【原料】枇杷叶 50 克，粳米 100 克。

【做法】先将枇杷叶刷洗去绒毛，冲干净后，剪碎，放入砂锅，加水适量，浓煎半个小时，用洁净纱布过滤取汁。粳米淘净后，入砂锅，加水适量，先用大火煮沸，改用小火煨煮成稠粥，粥将成时缓缓调入枇杷叶浓煎汁，小火煨煮至沸即成。早晚分 2 次服。

【功效】适用于肺炎急性期患者。

4 蒲公英芦根汁

【原料】新鲜蒲公英 300 克，新鲜芦根 300 克。

【做法】分别将新鲜蒲公英、芦根洗净，并放入温开水中浸泡片刻，取出后切碎，捣烂过滤取汁，即成。若滤汁量较少时，可将纱布过滤后的蒲公英、芦根渣放入适量温开水中浸泡片刻，重复上述过程制成浆汁，合并 2 次滤汁，混合均匀即成。早晚分 2 次服。

【功效】适用于肺炎急性期患者。

5 四汁饮

【原料】芦根、荸荠、雪梨、莲藕各200克。

【做法】先将荸荠、芦根、雪梨、莲藕分别拣杂后洗净，芦根切成小段，莲藕去节，雪梨除果柄，均切成薄片或小块，混合均匀，加适量温开水，捣烂取汁。将取汁后的渣浸入适量温开水中，浸泡半小时左右，再取汁1次，合并2次滤汁，混合均匀即成。早晚分2次服。

【功效】适用于肺炎恢复期肺燥阴虚型患者。

6 雪梨膏

【原料】雪梨1000克，蜂蜜200克。

【做法】先将雪梨果皮反复刷洗干净，温开水浸泡1小时后，用清水冲洗，连皮切成1厘米见方的小丁块，捣烂取汁。将雪梨渣浸入适量温开水中，浸泡半个小时，重复上述过程再取汁1次，合并2次滤汁。将滤汁放入锅中，用小火煎至雪梨汁浓稠时，加蜂蜜，调拌均匀，收膏后晾凉，装罐备用。如在夏、秋季节，宜放置冰箱冷藏。每天2次，每次20毫升，温开水冲服。

【功效】适用于肺炎恢复期肺燥阴虚型患者。

7 黄芪橘皮粥

【原料】生黄芪35克，橘皮35克，杏仁25克，粳米100克，红糖25克。

【做法】先将生黄芪洗净，切片。橘皮、杏仁洗净后晒干或烘干，研成细末。粳米淘净后，放入砂锅，加水适量，先用大火煮沸，加黄芪片，拌匀，用小火煨煮成稠粥，粥将成时加入橘皮、杏仁细末和红糖，搅拌均匀，煨煮至沸，即成。早晚分2次服。

【功效】适用于肺炎恢复期，脾、肺气虚型患者。

8 白菜绿豆芽饮

【原料】白菜根茎1个，绿豆芽50克。

【做法】将白菜根茎洗净切片，绿豆芽洗净。将两者放入锅内，加清水适量，用大火烧沸后转用小火煮20分钟，去渣留汁即成。代茶饮。

【功效】清热解毒，适用于肺痈、肺炎初起之发热畏寒、咳嗽痰黄、口干鼻燥、咽喉肿痛患者等。

9 丝瓜冰糖茶

【原料】丝瓜250克，冰糖30克。

【做法】丝瓜洗净切片，加冰糖，放入碗中，加水适量，隔水炖熟。随意饮服。

【功效】清热解毒、凉血防暑，适用于肺炎患者等。

胃 炎

1 炒花生仁

【原料】花生仁150克。

【做法】花生仁炒熟或煮熟均可。每次吃30粒，每天2次，把150克花生仁服完即可使胃疼消失。

【功效】保护胃黏膜、消炎止痛。

2 猪心加白胡椒

【原料】猪心6个，白胡椒9克。

【做法】把猪心洗净切成薄片，白胡椒研末均匀地撒在猪心上，然后蒸熟。每天清晨空腹食用，一般食用6天左右即可。

【功效】温胃消炎。

3 嚼服黑芝麻

【原料】黑芝麻适量。

【做法】将黑芝麻洗净晾干备用。每当胃部发酸或烧心时，嚼服几口黑芝麻即可。

【功效】和胃止痛。

4 泡烤枣

【原料】大枣450克。

【做法】把大枣放在炉火上烤熟，最好烤脆，每次取3个左右泡水，泡到水变红色即可。每天早中晚饭后各饮1次，坚持30天左右即可收效。

【功效】祛寒暖胃。

5 麻油炸生姜片

【原料】鲜姜150克，麻油400毫升，绵白糖100克。

【做法】将鲜姜洗净切成薄片，带汁放在绵白糖里滚一下，放入烧至六成热麻油的锅内，待姜片颜色变深，轻翻一下，再稍炸出锅。每次2片，饭前趁热吃，每天2～3次，10天左右可见效，半个月可根除。

【功效】温胃强肾、祛寒祛痛。

6 生姜杨梅山楂饮

【原料】生姜20克，鲜杨梅40克，山楂50克。

【做法】先将生姜洗净，切成片，与洗净的鲜杨梅、山楂同放入碗中，

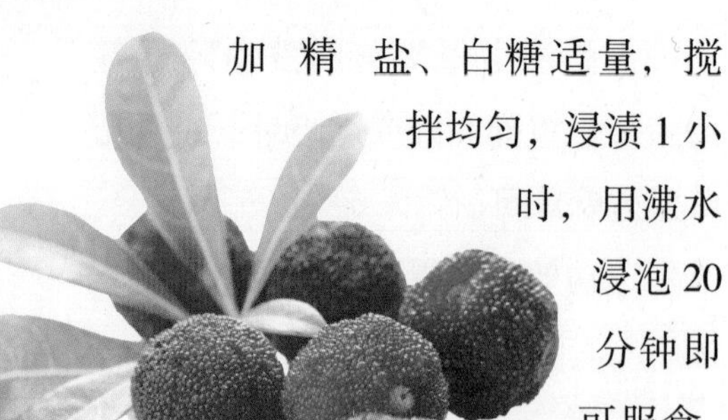

加精盐、白糖适量，搅拌均匀，浸渍1小时，用沸水浸泡20分钟即可服食。早中晚分3次服，同时嚼食生姜、杨梅、山楂。

【功效】适用于饮食停滞型慢性胃炎患者。

7 蜜饯鲜橘皮

【原料】新鲜橘皮450克，蜂蜜200克。

【做法】将新鲜橘皮反复用清水洗净，沥水，切成细条状，浸渍于蜂蜜中，腌渍7天后即可食用。每天3次，每次10克，当蜜饯嚼食。

【功效】适用于肝气犯胃型慢性胃炎患者。

8 姜汁蜂蜜饮

【原料】鲜嫩生姜60克，蜂蜜40克。

【做法】先将鲜嫩生姜洗净，切片，加温开水适量，捣烂，取汁调入蜂蜜，调匀即成。早晚分2次服。

【功效】适用于脾胃虚寒型慢性胃炎患者。

9 蒲公英淡盐水

【原料】鲜蒲公英450克，精盐3克。

【做法】春、夏蒲公英开花前或刚开花时连根挖取，除去根部泥土，连根洗净。精盐用200毫升温开水溶化。将蒲公英捣烂，取汁，加入淡盐水中，搅拌均匀即成。早晚2次温服。

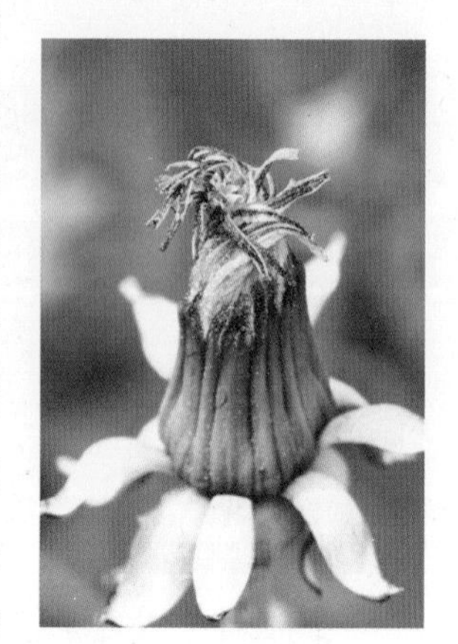

【功效】适用于胃中郁热型慢性胃炎患者。

肝　炎

1 浮小麦粥

【原料】浮小麦粉30克，糯米60克。

【做法】将糯米淘洗干净后入锅，加500毫升水，先用大火烧开，再用小火熬至米开花时调入浮小麦粉，继续煮粥稠即成。每天早晚温食。

【功效】敛虚汗、益脾胃、退虚热，适用于慢性肝炎之潮热、夜间盗汗患者。

2 浮小麦粥

【原料】浮小麦粉30克，糯米60克。

【做法】将糯米淘洗干净后入锅，加500毫升水，先用大火烧开，再用小火熬至米开花时调入浮小麦粉，继续煮粥稠即成。每天早晚温食。

【功效】敛虚汗、益脾胃、退虚热，适用于慢性肝炎之潮热、夜间盗汗患者。

3 鳝鱼山药汤

【原料】黄鳝300克，鸡内金10克，山药10克，生姜5片，黄酒、精盐、味精各适量。

【做法】将黄鳝活杀后去内脏，洗净，切段，用开水焯去血腥、黏液；

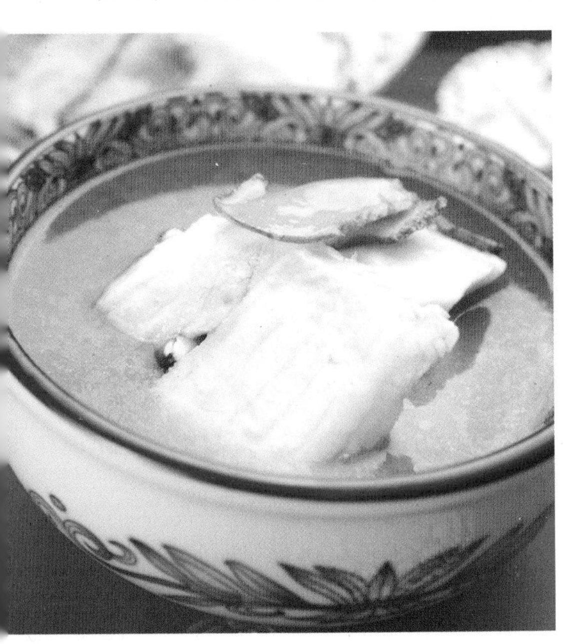

鸡内金、山药洗净。起油锅，用姜爆香鳝肉，加黄酒少许，再加适量清水，移入砂锅内，加鸡内金、山药和生姜，先用大火煮沸，再用小火煮1小时，加精盐、味精后再煮一沸即可。饮汤食肉，随量食用。

【功效】健脾开胃、消食导滞，适用于肝脾不调型急性无黄疸型肝炎患者。

4 萝卜酸梅汤

【原料】新鲜白萝卜250克，酸梅5个，精盐适量。

【做法】将新鲜白萝卜洗净，切成薄片，与酸梅一起放入砂锅中，加清水适量，用小火煮1个多小时，加入精盐少许，去渣即可。当饮料饮用，当天饮完。

【功效】宽中行气、生津护肝，适用于病毒性肝炎患者等。

5 苦瓜拌马兰头

【原料】苦瓜300克，鲜马兰头200克，精盐、香醋、味精、白糖各适量。

【做法】将苦瓜放入清水中，反复洗净其外表皮，剖开后去瓤及籽，洗净，切成薄片，放入碗内，加少许精盐抓揉均匀，腌渍片刻，待用。将鲜马兰头择洗干净，入沸水锅烫一下，捞出，码齐后均匀放入盘内，并将苦瓜腌渍水沥去，把苦瓜片均匀地放在马兰头上面，另将香醋、精盐、味精、白糖等调拌均匀的汁液淋在苦瓜上，拌匀即成。佐餐食用。

【功效】清热化湿、促进食欲，适用于慢性肝炎患者。

6 肉末炒番茄

【原料】番茄150克，瘦猪肉50克，粉皮100克，酱油、植物油、精盐、葱、姜各适量。

【做法】将瘦猪肉洗净，剁成末；番茄洗净，去皮、籽，切成片；粉皮切成小片；姜、葱各切末。锅置火上，放油烧热，放入姜末、葱花煸炒，放入肉末再炒，倒入番茄，放入酱油略炒，再下粉皮和精盐，用大火快炒几下即成。佐餐食用。

【功效】滋阴健胃、清热解毒。适用于肝炎患者等。

7 素烧三样

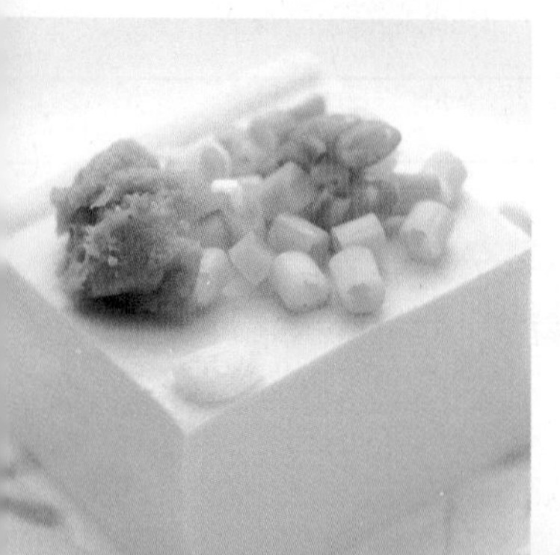

【原料】扁豆100克，番茄100克，豆腐2块，熟豆油50克，湿淀粉10克，水发海米10克，精盐、味精、葱花、生姜末各适量。

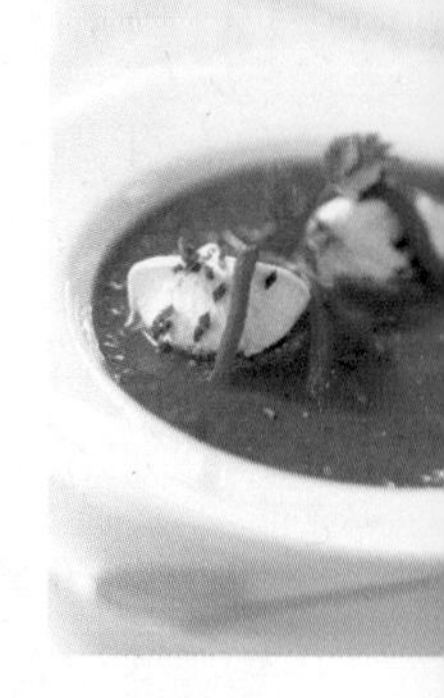

【做法】将扁豆撕去筋丝，放开水锅里烫煮一下，捞出，控净水分；豆腐切片，放开水锅里煮一下，捞出，控净水分；将番茄切去蒂，再切成橘瓣状。锅内放油烧热，用葱花、生姜末炝锅，下番茄略微煸炒一下，加少许水，将海米、豆腐和扁豆同时下锅，加精盐、味精轻轻炒拌均匀，用湿淀粉勾芡，淋少许熟豆油，即可出锅。佐餐食用。

【功效】健脾和中、消暑生津、利水化湿，适用于肝胆湿热之慢性肝炎患者。

8 酸甜茭白

【原料】鲜嫩茭白350克，白糖25克，醋20克，精盐、湿淀粉、麻油、鲜汤各适量。

【做法】将茭白削去外皮，洗净后切成小滚刀块。汤锅内放水烧沸，下茭白块焯至八成熟，捞出沥干。炒锅上火烧热，加入鲜汤、白糖、精盐、醋烧开，再放入茭白稍煮，用湿淀粉勾芡，淋上麻油即成。佐餐食用。

【功效】清肝退黄、通利二便，适用于慢性肝炎患者。

9 虾子炝菠菜

【原料】菠菜500克，水发虾子5克，花生油10毫升，麻油3毫升，精盐4克，味精1克，花椒少许。

【做法】将菠菜择洗干净，切成6厘米长的段。炒锅置火上，放入花生油，烧至七成热，下入花椒炸香捞出，再把发好的虾子放入油锅中汆一下备用。将菠菜放入沸水锅内略焯，捞入凉开水内浸凉，挤出水分，放入盘内。加入精盐、味精、麻油和炸好的虾子花椒油，拌匀即可。

【功效】适用于肝炎患者、肥胖症患者，及孕妇、乳母。

10 金针菇炒鸡丝

【原料】鲜金针菇200克，鸡脯肉300克，冬笋50克，植物油50毫升，麻油2毫升，精盐3克，味精2克，料酒10毫升，葱10克，姜2克，鸡汤100毫升。

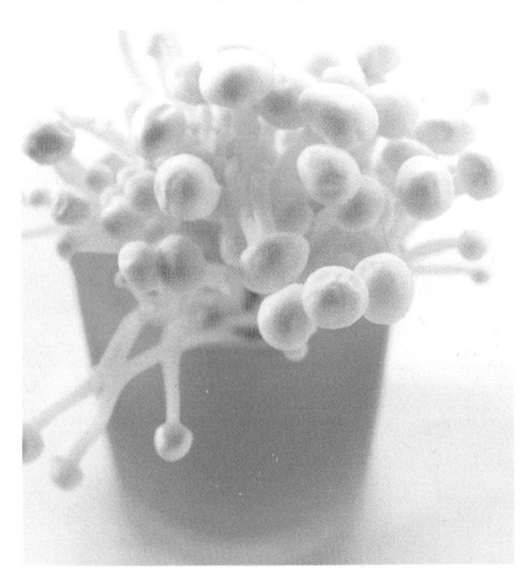

【做法】将鲜金针菇去根洗净；鸡脯肉切成长4厘米、火柴棍粗细的丝。冬笋切成相应的细丝。葱、姜切细丝。炒锅置火上，下入植物油，烧至七成热，下入葱、姜丝炝锅，煸出香味，倒入鸡脯肉丝煸至九成熟，再加入冬笋丝、料酒、味精、鸡汤烧沸后，倒入金针菇，加入精盐翻炒几下，淋入麻油，翻炒几下，盛入盘内即可。

【功效】适用于肝炎患者。金针菇对肝脏病及胃肠道溃疡等症有明显的疗效。

脂肪肝

1 荷叶粥

【原料】鲜荷叶60克，白糖35克，大米150克。

【做法】将鲜荷叶洗净，剪去蒂及边缘部分。将大米淘洗干净，入锅，加适量水，将荷叶盖于大米上，用大火烧开后转用小火熬煮成稀粥，揭去荷叶，放入白糖，拌匀即成。每天1剂，分数次食用。

【功效】清暑利湿、止血、降血压、降血脂，适用于脂肪肝患者等。

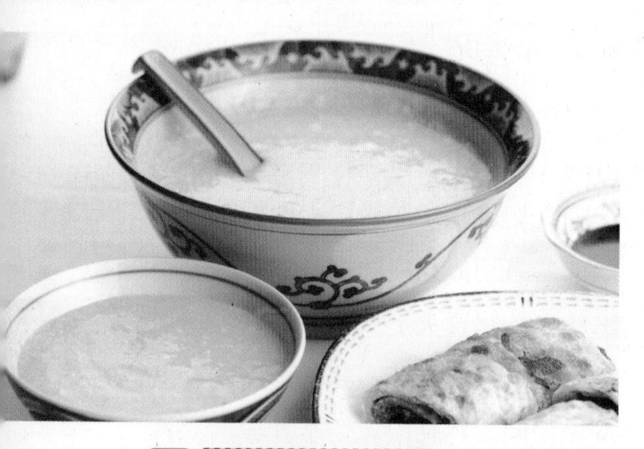

2 黄豆姜橘米粉

【原料】黄豆450克，生姜15克，干橘皮35克，糯米1000克，粗沙500克。

【做法】将黄豆去杂，洗净，用淘米水浸泡3小时后再用清水洗净，沥干。取粗沙倒入铁锅中炒热，下黄豆不断拌炒，至黄豆发出的炸开声刚停时迅速离火，此时黄豆皮呈老黄色，继续翻炒散热，防止焙焦，趁热筛出黄豆，盛起粗沙下次再用。糯米洗净，沥干，倒入干净铁锅中，中火炒至微黄时盛起，防止炒焦。橘皮、生姜洗净，切成碎粒，烘干，备用。将炒熟的黄豆磨成粗粉，再掺入橘皮和生姜粒，一同磨成细粉。炒好的糯米磨成细粉，与黄豆粉拌匀后再磨一次，装瓶备用。用沸水调食。

【功效】健脾宽肠、行滞化瘀、清热解毒，适用于脂肪肝、肝硬化、慢性肝炎患者等。

3 绞股蓝粟米粥

【原料】绞股蓝20克，粟米100克。

【做法】将绞股蓝去杂质，洗净，放入布袋，扎口备用。将粟米洗净后放入砂锅，加适量水，用大火煮沸后加入绞股蓝药袋，继续用小火煮半小时，取出药袋，再用小火煮至粟米酥烂即成。早晚餐食用。

【功效】益气补脾、化痰降脂，适用于脂肪肝患者。

4 绿豆陈皮大枣粥

【原料】绿豆60克，陈皮5克，大枣15个，粟米100克。

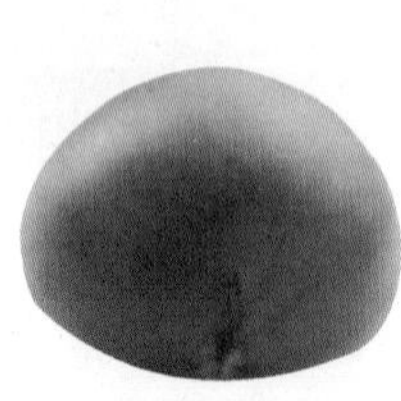

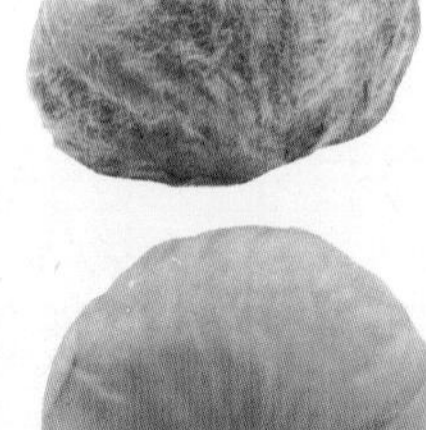

【做法】将大枣洗净后放入砂锅，加清水适量，浸泡15分钟；将陈皮洗净，晒干或烘干，研成细末，备用。将绿豆、粟米拣去杂质，淘洗干净后放入浸泡大枣的砂锅中，再加清水适量，大火煮沸，改用小火煮60分钟左右，待绿豆、粟米酥烂，调入陈皮细末，拌和均匀。晚餐食用。

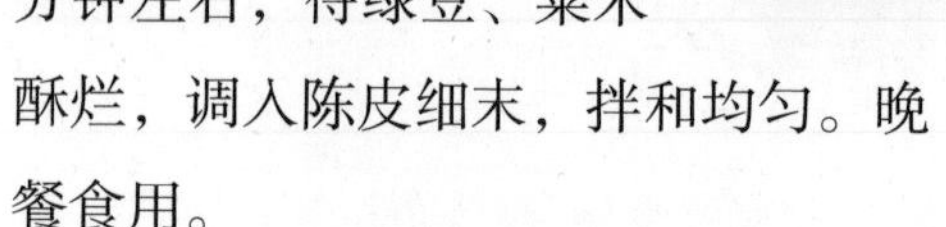

【功效】消化湿热、降血脂，适用于肝经湿热型脂肪肝患者。

5 炒黄瓜片

【原料】黄瓜300克，水发黑木耳60克，植物油20克，精盐、葱花、生姜末各适量。

【做法】将黄瓜去蒂，洗净，切成片。炒锅上大火，放油烧热，先下葱花、生姜末，稍炒后再放入黄瓜、黑木耳，迅速翻炒，再放入精盐，熟时要保持黄瓜脆嫩。佐餐食用。

【功效】降脂减肥、滋阴润燥，适用于脂肪肝患者等。

6 豆豉炒苦瓜

【原料】豆豉50克，苦瓜450克，红辣椒1个，白糖、麻油、植物油、素鲜汤、精盐、味精各适量。

【做法】将苦瓜削去瓜蒂，洗净，切成块，加入适量的精盐拌匀，腌约10分钟，放入沸水锅中焯水，捞出，控净水分；将豆豉用清水洗净，沥净水分；红辣椒去蒂和籽，切碎。炒锅中放植物油，用中小火烧热，放入辣椒、豆豉炒出香味，加苦瓜煸炒几下，放入白糖、素鲜汤，待汤水将尽时加入味精，淋入麻油并翻匀，装入盘中即成。佐餐食用。

【功效】降脂减肥、清暑消食，适用于脂肪肝患者等。

7 藕夹山楂

【原料】鲜藕400克，山楂糕200克，白糖40克。

【做法】将鲜藕洗净，刮去外皮，切成片，放入开水锅中焯透，放入凉开水中过凉，再捞出沥干水分，放入盘中。山楂糕切成比藕片略小的片，用两片藕夹一片山楂糕，逐个夹好后码入盘中。锅上火，放入白糖和清水，小火烧开并收浓糖汁，离火，晾凉后将糖汁浇在藕片上即成。佐餐食用。

【功效】开胃消食、化瘀降脂、消积减肥，适用于脂肪肝患者等。

8 山药泥

【原料】山药250克，豆沙150克，山楂糕100克，湿豆粉50克，白糖50克，猪油适量。

【做法】将山药洗净，干燥后切碎，研成粉末，加白糖和水搅拌成细泥；山楂糕加工成细泥，加入白糖拌匀。将山药泥、山楂糕泥和豆沙分别置于碗内，上笼蒸透。用猪油分别将山药泥、山楂糕泥和豆沙调至浓稠，置于盆中，各成一堆。将白糖加水烧沸，然后加入湿豆粉调成汁，分别浇在3泥上面即成。佐餐食用。

【功效】降脂减肥、健脾止泻、和胃消食，适用于脂肪肝患者等。

9 鱼香黄瓜

【原料】鲜嫩黄瓜450克，豆瓣酱、生姜末、蒜蓉、酱油、植物油、白糖、味精、精盐、醋、湿淀粉、鲜汤、葱花各适量。

【做法】将黄瓜切去两头，洗净剖开，去瓜瓤，切成长条，放入容器内，加精盐拌匀，腌渍几分钟后沥去汁；豆瓣酱剁细；将酱油、白糖、精盐、醋、湿淀粉、味精、鲜汤放入一小碗内，调成鱼香味汁，炒锅上大火，放入油烧至六成热，下豆瓣酱炒香，

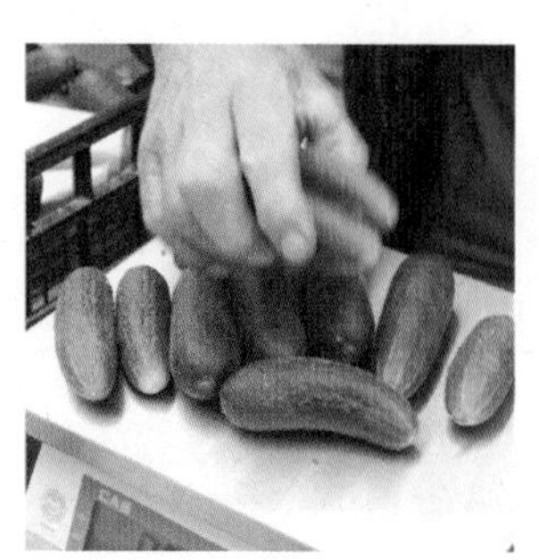

投入生姜末、蒜蓉炒出香味，下黄瓜条炒匀，倒入鱼香味汁推匀，撒上葱花，收汁起锅，装盘即成。佐餐食用。

【功效】清热利尿，适用于脂肪肝患者等。

鼻　炎

1 盐水洗鼻

【原料】食盐适量。

【做法】将食盐配置成盐水，用牙签卷上棉球蘸盐水洗鼻孔，然后把药棉暂留鼻孔内，此时头上仰或身体平躺，用食指和拇指按鼻两侧并用力吸吮，使棉球上饱蘸的盐水流入鼻腔内，并到达咽喉部。开始时感到鼻内辛辣难忍，几次即适应。也可以先用淡些的盐水洗鼻，逐渐加浓，使鼻腔慢慢适应。坚持每天早晚各洗1次，连洗30天左右鼻腔可畅通，嗅觉灵敏。

【功效】消炎止痛。

2 萝卜大蒜汁

【原料】白萝卜240克，大蒜60克，盐少许。

【做法】将白萝卜、大蒜分别洗净切碎捣烂取汁，混合后加盐搅匀即可。

【功效】杀菌消炎、通气。

3 绿茶熏鼻

【原料】绿茶8克。

【做法】开水冲泡绿茶，用冒出的蒸气熏鼻子，感觉鼻子通气了也不痒了即可。每天坚持早晚各熏1次，每次15分钟左右，1星期后可收良效。

【功效】通气消炎。

4 桑菊粥

【原料】桑叶、甜杏仁各10克，菊花7克，大米70克。

【做法】将桑叶、甜杏仁加水煎

汤，去渣留汁，加菊花和淘洗干净的大米一同煮粥。每天1剂，连食数天。

【功效】疏风、清热、通窍，适用于风热型慢性鼻炎患者。

5 辛夷马齿苋粥

【原料】辛夷12克，马齿苋35克，大米60克。

【做法】辛夷加水煎煮，去渣取汁，加洗净的大米煮粥，将熟时放入马齿苋，再煮几沸即可。晨起作早餐食用。

【功效】驱邪散风、清热除湿，适用于风热蕴结之慢性鼻炎患者。

6 苍耳子茶

【原料】苍耳子12克，白芷6克，绿茶3克。

【做法】将苍耳子、白芷分别拣杂洗净。白芷切成片，与苍耳子、绿茶同放入砂锅，加水浸泡片刻，煎煮半个小时，用洁净纱布过滤，取汁放入容器即成。早晚各服1次。

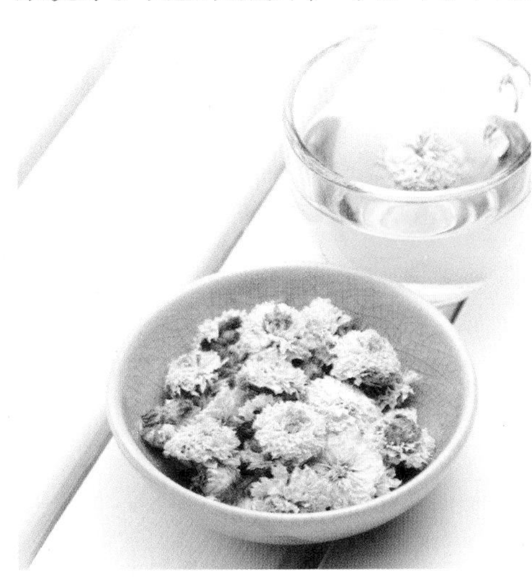

【功效】适用于风寒型单纯性慢性鼻炎患者。

7 辛夷煎蛋

【原料】辛夷花20克，鸡蛋2个。

【做法】先将鸡蛋洗净，入沸水锅煮熟，待凉去壳。将辛夷花拣杂，放入砂锅，加清水浸泡片刻，煎煮20分钟，过滤取汁后回入砂锅，放入熟鸡蛋，用小火煨煮20分钟即成。早晚各服1次，每天1剂。

【功效】适用于风热型单纯性慢性鼻炎患者。

8 川芎菊花茶

【原料】川芎12克，白菊花5克，绿茶3克。

【做法】先将川芎拣杂洗净，晒干或烘干，切成片，与白菊花、绿茶同放入砂锅，加水浸泡片刻，煎煮20分钟，用洁净纱布过滤，取汁即成。早晚各服1次。

【功效】适用于风热型单纯性慢性鼻炎患者。

9 人参茶

【原料】白沙参4克。

【做法】将白沙参切成饮片放入杯中，用沸水冲泡，加盖焖15分钟即可饮用。代茶频频饮用，一般可冲泡4次左右。

【功效】适用于肺脾气虚型单纯性慢性鼻炎患者。

10 黄芪砂锅鹌鹑

【原料】黄芪35克，鹌鹑2只，料酒、葱花、姜末、精盐、味精、麻油各适量。

【做法】先将黄芪切成片，放入纱布袋，扎紧袋口备用。将鹌鹑宰杀洗净，入沸水锅焯透捞出，放入砂锅，加黄芪药袋及足量清水（以浸没鹌鹑为度），大火煮沸，烹入料酒，改用小火煨煲1小时，待鹌鹑肉酥烂，取出药袋，加精盐、味精、葱花、姜末，再煨煮至沸，淋入麻油即成。佐餐当菜，随意服食。

【功效】适用于肺脾气虚型单纯性慢性鼻炎患者。

消化性溃疡

1 黄鱼莼菜粥

【原料】黄鱼肉200克，莼菜60克，糯米100克，葱花、生姜末各6克，火腿末10克，猪油20克，

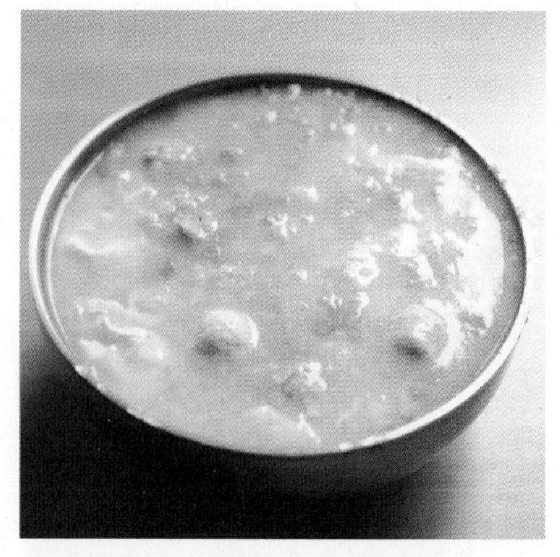

精盐5克，胡椒粉、味精各3克。

【做法】将黄鱼肉切成小丁块；莼菜用开水烫透捞出，放入碗中。糯米淘洗干净，放入锅中，加1升水，置火上烧开，待米粒煮至开花时放入黄鱼肉丁、精盐、葱花、生姜末、火腿末、猪油煮成粥，调入味精、胡椒粉拌匀，盛入莼菜碗内即成。每天1剂，分数次食用。

【功效】开胃益气，明目安神，适用于胃溃疡及十二指肠溃疡患者。

2 黄芪姜枣蜂蜜羹

【原料】黄芪片25克，生姜15克，红枣15个，蜂蜜35克，藕粉60克。

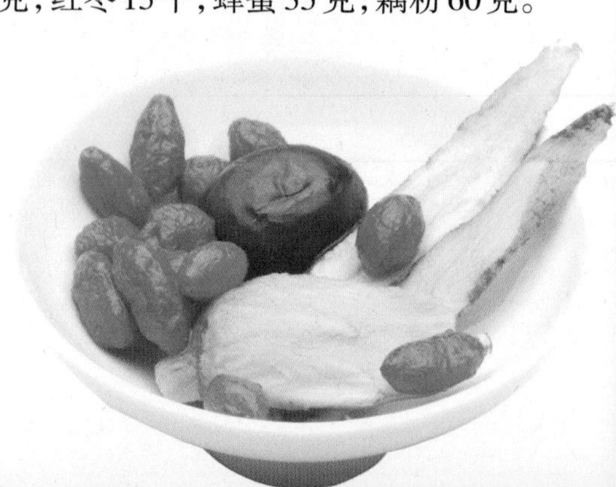

【做法】先将红枣、生姜分别洗净，生姜切片。将黄芪片用冷水浸泡半小时，与生姜片、红枣同入砂锅，加水适量，用小火煎煮30分钟，去渣留汁，趁热调入预先和匀的湿藕粉，在火上稍炖片刻成稠羹状，离火，稍凉后即加入蜂蜜，调匀即成。早晚各服1次。

【功效】适用于脾胃虚寒型消化性溃疡患者。

3 葱姜烧猪肚

【原料】葱60克，生姜60克，熟猪肚1个，料酒、酱油、麻油等适量。

【做法】先将葱、生姜分别洗净，葱切成小段，生姜切成片。将熟猪肚切成条状备用。炒锅置中火上，加植物油，烧至六七成热时，将肚条下锅炸一下，及时用漏勺取出。炒锅留底油，加葱段、姜片，煸炒出香，待葱呈金黄色时倒入肚条，加料酒、酱油，加入少量鸡汤，用手勺不停地翻动，加精盐、味精，用湿淀粉勾芡，再淋入麻油少量，翻炒片刻，装盘即成。佐餐当菜，随量服食。

【功效】适用于脾胃虚寒型消化性溃疡患者。

4 砂仁双花茶

【原料】玫瑰花6克，合欢花6克，砂仁3克。

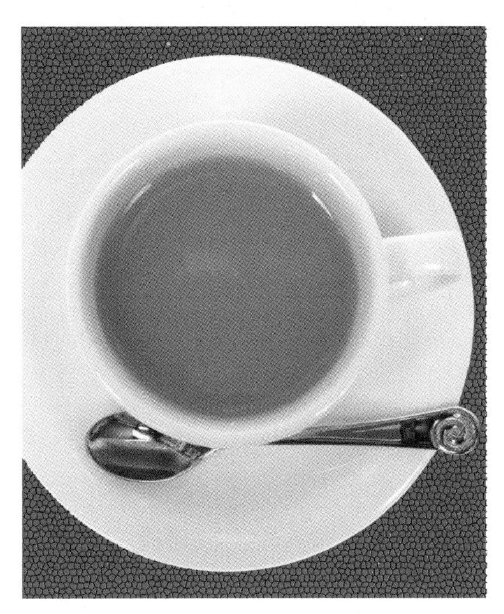

【做法】在玫瑰花将开放时分批采摘且及时低温干燥。合欢花在6~7月间采摘花朵及花蕾，小火烘干备用。砂仁敲碎，与玫瑰花、合欢花同入有盖杯中，用沸水冲泡，加盖焖5分钟即可饮用。每天1剂，当茶频频饮用，一般可冲泡4次左右。

【功效】适用于肝郁气滞型消化性溃疡患者。

5 番茄土豆汁

【原料】番茄250克，土豆200克。

【做法】土豆切块，加水煮40分钟，滤出清汁；番茄洗净，榨成汁液。将2种汁液混匀即可。当饮料饮用。

【功效】健脾养胃，适用于胃溃疡及十二指肠溃疡患者。

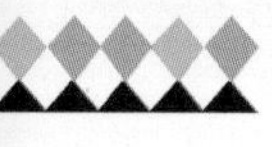

6 腐竹菠菜

【原料】水发腐竹200克，菠菜350克，水发海米25克，水发粉丝40克，植物油、花椒、味精、精盐、生姜丝各适量。

【做法】将腐竹洗净，放入沸水锅内稍煮，晾凉后切成长段；菠菜择洗干净，切成长段，入沸水中略烫捞出，入冷水中过凉捞出，挤干水分。大碗中放入腐竹段、菠菜段、海米、粉丝，再加入精盐、味精拌匀，撒入生姜丝。炒锅上中火，放油烧至四成热，下花椒炸至褐色出香味后，拣去花椒，起锅将油浇在碗内腐竹上拌匀，盛入盘中即成。佐餐食用。

【功效】健脾开胃、补益肝肾，适用于胃溃疡及十二指肠溃疡患者。

7 卷心菜虾米粥

【原料】卷心菜300克，小虾米30克，猪肉末60克，精盐6克，味精2克，猪油20克，糯米100克。

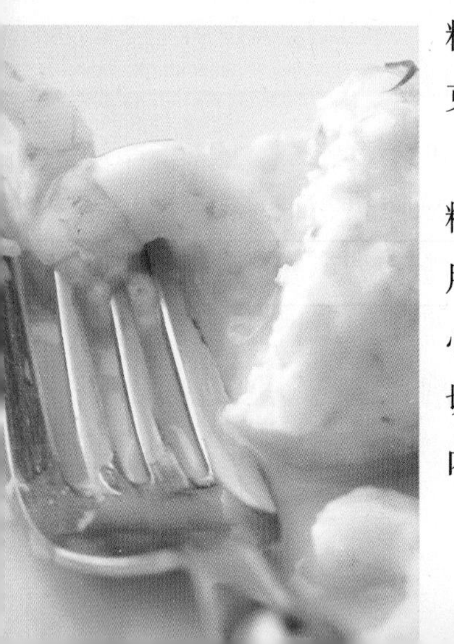

【做法】将糯米淘洗干净，用水浸泡；将卷心菜清洗干净，切成细丝。炒锅内下猪油烧热，下猪肉末、小虾米、卷心菜丝煸炒片刻，加入精盐、味精炒至入味，盛入碗中。再将糯米下锅，加水煮成粥，倒入炒好的菜料，稍煮即成。每天1剂，分数次食用。

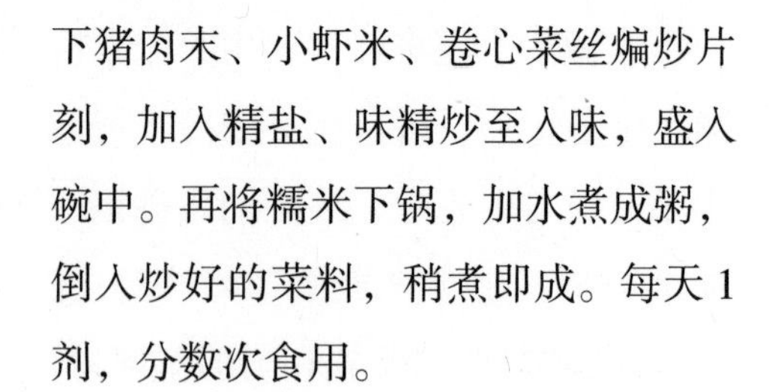

【功效】益肾填髓、健身提神、通经活络、散结止痛，适用于胃溃疡及十二指肠溃疡患者。

8 苤蓝菠萝汁

【原料】菠萝70克，苤蓝300克，蜂蜜20克。

【做法】将菠萝、苤蓝削皮榨汁，然后将汁与蜂蜜一起倒入杯中，搅拌均匀即可。当饮料饮用。饮用后的两三天内会出现排气、打嗝现象，以后会消失。

【功效】健脾益胃、润肠，适用于胃溃疡及十二指肠溃疡患者。

9 荠菜胡萝卜汁

【原料】荠菜300克，胡萝卜200克，蜂蜜适量。

【做法】将荠菜洗净切碎；胡萝卜洗净，切小块。将两者一起放入榨汁机榨汁，倒入杯中，调入蜂蜜即可。当饮料饮用。

【功效】止血降压、健脾养胃，适用于胃溃疡及十二指肠溃疡患者。

贫　血

1 阿胶江米酒

【原料】阿胶40克，鸡蛋1个，白糖20克，江米酒100毫升。

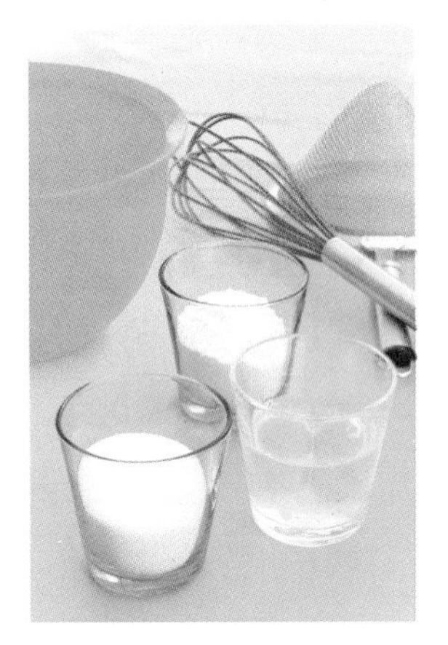

【做法】把阿胶放在冷水中浸泡24小时，然后用温水煮，直至黏糊。再往里面打入鸡蛋，加入白糖煮沸。每天饭前服用，连服15天，同时在每天临睡前喝100毫升江米酒效果较佳。坚持半年贫血症状可消失。

【功效】益气补血，适用于贫血患者等。

2 猪血鲫鱼

【原料】生猪血500克，鲫鱼150克，大米100克，白胡椒适量。

【做法】生猪血洗净，切成方丁；鲫鱼宰杀洗净；大米淘洗干净；白胡椒洗净，共煮粥。

【功效】益气补血、强身健体，适用于贫血患者等。

3 大麦大枣粥

【原料】大麦仁70克，大枣15个，大米100克。

【做法】将大麦仁洗净后加水煮熟，再放入淘洗干净的大米、大枣煮沸，改用小火煮半个小时左右即成粥。每天早晚分食。

【功效】健脾和胃、消胀除烦，适用于贫血患者等。

4 鸡蛋红糯米粥

【原料】红糯米100克，鸡蛋2个，植物油、精盐各适量。

【做法】将红糯米淘洗干净，加适量水煮粥，打入鸡蛋，并加入油、盐调味。早晚餐温热食用。常食有效。

【功效】补血，补中益气，适用于贫血患者等。

5 鸡肉麦仁粥

【原料】净母鸡1只，大麦仁400克，面粉200克，鸡蛋2个，葱花、生姜末、味精、精盐、胡椒粉、醋、大茴香、肉桂、麻油各适量。

【做法】将鸡蛋打散，煎成薄片状，切丝。将母鸡洗净，入沸水锅中氽一会儿，待母鸡残血氽出后，倒出血水，锅内加水适量，放入装有肉桂、大茴香的纱布袋，炖至鸡肉酥烂离骨

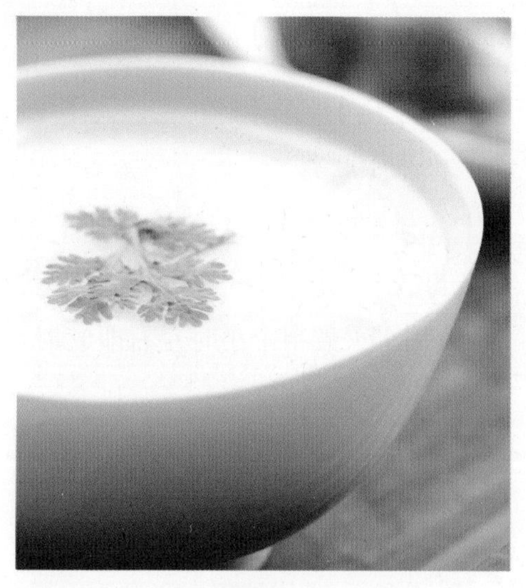

时捞出，将鸡肉撕成丝。将麦仁去杂洗净，放入另一锅内，煮至开花，然后倒入鸡汤锅内烧沸。将面粉调成稀糊，慢慢调入鸡汤锅内，用勺不断搅动，待烧沸后调入精盐，即成麦仁粥。把鸡肉丝、蛋皮丝放碗内，盛入麦仁粥，撒上调味料即可。每天早晚分食。

【功效】健脾补血、消积利水，适用于贫血患者等。

6 肉末米糠汤圆

【原料】大米皮糠 30 克，新鲜猪瘦肉 200 克，面粉 15 克，糯米粉 200 克，姜末、葱末、黄酒、味精、精盐各适量。

【做法】将大米皮糠烘干后研成极细末；猪肉洗净后切片，剁成肉糜，加葱末、姜末、黄酒、味精、精盐和适量水，调拌均匀，然后调入大米皮糠粉、面粉拌匀制成馅，分成 20 等份。将糯米粉边加沸水边和并揉好，分成 20 等份，捏成凹状，将大米皮糠肉馅逐个放入，做成汤圆，下沸水锅中煮熟即成。每天 2 次，每次 5 个。

【功效】补益气血、健脾防癌，适用于贫血患者等。

7 八宝菠菜

【原料】菠菜 450 克，炒花生仁 40 克，熟猪肉 30 克，五香豆腐干 30 克，净虾皮、葱、生姜、麻油、味精、精盐、醋各适量。

【做法】将菠菜去杂洗净，连根投入沸水锅中，翻一个身即捞出沥水，稍冷，理齐后切成碎末，稍挤水，放入盘中；炒花生仁去皮，碾成碎粒。将生姜、葱、熟猪肉、五香豆腐干均

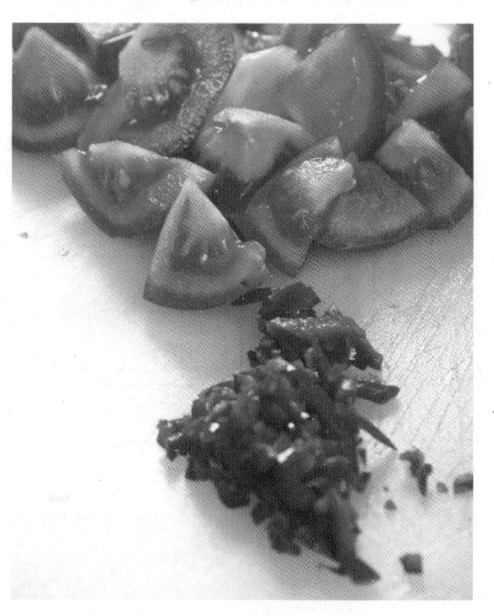

切成碎末，然后与菠菜末、虾皮、炒花生仁粒等一起拌匀，再加入精盐、味精、醋、麻油，调拌均匀即成。佐餐食用。

【功效】敛阴润燥、通利肠胃，适用于贫血患者等。

8 豆腐番茄羹

【原料】豆腐200克，番茄200克，毛豆粒60克，精盐、味精、白糖、湿淀粉、胡椒粉、鲜汤、植物油各适量。

【做法】将豆腐切成片，下沸水锅中焯一下，捞出沥水备用；番茄洗净，用开水烫后去皮，剁成蓉，下油锅煸炒，加精盐、白糖、味精炒几下，倒入碗中待用；将毛豆粒洗净。在油锅中放入鲜汤、豆腐、毛豆粒、精盐、白糖、味精、胡椒粉，烧沸入味后用湿淀粉勾芡，再倒入番茄蓉推匀，出锅即成。佐餐食用。

【功效】调补脾胃、益气和中，适用于贫血患者等。

9 竹笋焖肉

【原料】竹笋400克，猪肥瘦肉300克，植物油、鲜汤、黄酒、精盐、白糖、酱油、味精各适量。

【做法】将猪肉洗净，切成小方块；竹笋剥去外壳，取嫩笋部分切成片。炒锅上火，放油烧热，下肉块用大火煸炒，加入黄酒、酱油、白糖、鲜汤、精盐等炒匀，盖上锅盖，改小火焖煮。另起热锅，加植物油，将切好的竹笋片下锅，用大火炸一下，捞起放入肉锅内，与肉块搅和，再继续焖至酥软，加入味精调味即成。佐餐食用。

【功效】益气补血、滋阴润燥，适用于贫血患者等。

糖尿病

1 扁豆粟米粥

【原料】白扁豆50克，粟米150克。

【做法】将白扁豆去杂，洗净，研成粗末，备用。将粟米淘洗干净，放入砂锅内，加清水适量，用大火煮沸，调入白扁豆粗末，改用小火煨煮

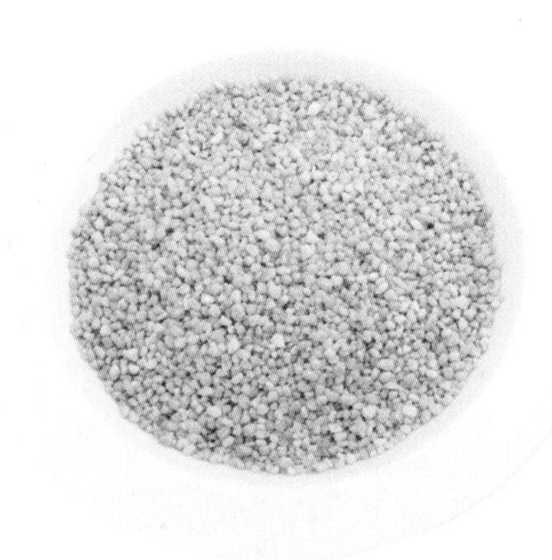

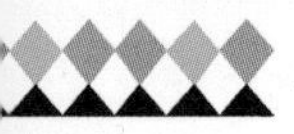

50分钟，待粥黏稠即成。每天早晚冲水分食。

【功效】清热解毒、利湿止渴，适用于糖尿病患者等。

2 蚕豆冬瓜皮汤

【原料】蚕豆100克，冬瓜皮200克。

【做法】将蚕豆、冬瓜皮洗净，一同放入锅中，加水煮熟。每天早晚分食。

【功效】健脾消肿、清热祛风，适用于糖尿病患者等。

3 麦麸饼

【原料】麦麸200克，粗麦粉60克，鸡蛋2个，植物油、麻油、葱花、生姜末、精盐、味精各适量。

【做法】将鸡蛋磕入碗中，按顺时针方向连续搅打成浆备用。将麦麸、粗麦粉混匀，加清水适量，边搅拌边调入鸡蛋液，再加植物油、麻油、葱花、生姜末、精盐、味精，和匀蒸熟或下平底油锅中烙成小圆饼。作主食食用。

【功效】滋阴补肾、清热降火、降血糖，适用于糖尿病患者等。

4 南瓜燕麦粥

【原料】南瓜300克，燕麦片150克。

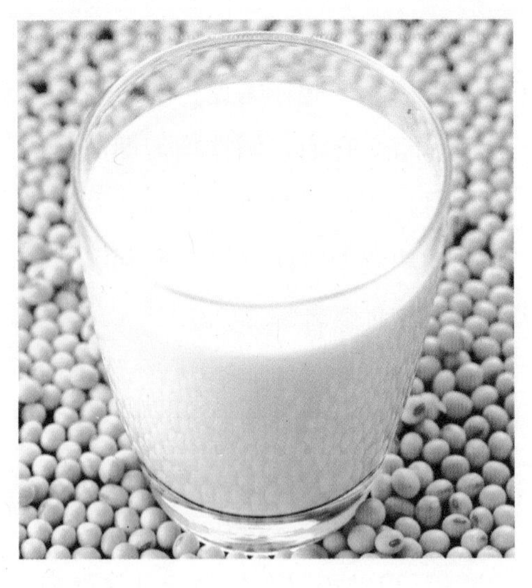

【做法】将南瓜洗净，剖开去籽，切成1厘米见方的小丁块，入锅，加水煮至半熟，撒入燕麦片，搅拌均匀，以小火再煮至沸，继续煨煮15分钟即成。每天早晚分食。

【功效】补虚健脾、降糖止渴，降血脂，适用于糖尿病患者等。

5 枸杞花粉豆浆

【原料】豆浆300克，枸杞子30克，天花粉20克，小麦胚芽40克。

【做法】将天花粉洗净，晒干或烘干，研成细末；将枸杞子洗净后，放入砂锅内，加水煎2次，每次半小时，合并2次煎汁，浓缩至200毫升。将豆浆放入锅中，煮沸5分钟，加小麦胚芽搅拌均匀，再加枸杞子浓缩汁及花粉末，用大火煮沸后改用小火煨煮8分钟即成。每天早晚分饮。

【功效】清热解毒、补益心脾、止渴降糖，适用于糖尿病患者等。

6 猪胰粉

【原料】猪胰1副。

【做法】将猪胰清洗干净，用小火焙干，或切片烘干，研成细末，装入可密封防潮的瓶中冷藏备用。每天3次，每次5克，温开水送服。

【功效】适用于各型糖尿病患者。

7 荔枝核山药羹

【原料】荔枝核20克，葛根15克，山药20克。

【做法】将荔枝核、葛根、山药分别洗净，晒干（烘干）敲碎（切碎）共研成细末，用温开水调匀，呈稀糊状，小火上制成黏稠羹。早晨空腹时顿服。

【功效】适用于各型糖尿病患者。

8 枸杞老鳖

【原料】枸杞子35克，熟地黄35克，甲鱼（鳖）1只，料酒、葱花、姜末、精盐、味精、麻油各适量。

【做法】先将枸杞子、熟地黄择洗干净，晾干，熟地黄切成片。甲鱼宰杀后用热水烫泡，除尽尿液，剖取鳖甲板，割除头、爪，挖净内脏、黄油，切成数大块，与鳖甲板等洗净后同放入砂锅，加足量水，大火煮沸，撇去浮沫，烹入料酒，加枸杞子、熟地黄片以及葱花、姜末，改用小火煨炖1个多小时，待鳖肉酥烂，加精盐、味精，拌和均匀，淋入麻油即可，佐餐当汤，随意食用。

【功效】适用于气阴两虚型糖尿病患者。

9 虾子春笋

【原料】嫩春笋尖450克，植物油200毫升，鲜汤100毫升，葱姜汁、虾子（干虾卵）、黄酒、味精、精盐、湿淀粉各适量。

【做法】将春笋尖切成两片，用刀面轻轻拍松。炒锅上大火，放油烧至四成热，下笋片炸熟，捞出控油。炒锅内留少许油，加入鲜汤、虾子、笋片、葱姜汁、精盐、黄酒烧至入味，加入味精颠翻几下，用湿淀粉勾芡，盛入盘中即成。佐餐食用。

【功效】健脾消食，适用于糖尿病患者。

10 香干拌菠菜泥

【原料】五香豆腐干1块，菠菜450克，熟笋30克，白糖2克，生姜末5克，麻油20毫升，精盐2克，味精1克。

【做法】菠菜剪去老根，择去叶和杂质，洗净泥沙，在开水里烫过捞出，挤去水分，散放晾凉，切成细末，再挤一下汁，放入碗里。五香豆腐干和笋肉也切成同样的细末，放在盛有菠菜末的碗里，加入精盐、白糖、味精、生姜末，淋上麻油拌匀，装盘即成。佐餐食用。

【功效】通利肠胃、健脾和中，适用于糖尿病患者等。

高血压

1 玉米须

【原料】干老玉米须子 30 克。

【做法】将干老玉米须子煮水喝。当茶饮，连服 2 剂即可见效。

【功效】降压。

2 花生壳

【原料】花生壳 40 克。

【做法】将花生壳洗净，放入茶杯，把烧开的水倒满茶杯，稍等片刻。当茶饮，经常饮用效果较佳。

【功效】降低血液中的胆固醇。

3 西瓜皮

【原料】西瓜皮 300 克，白糖适量。

【做法】将西瓜皮洗净后蒸 15 分钟，蘸白糖食用。可常食。

【功效】降血压。

4 香蕉小枣

【原料】带皮香蕉 2 根，小枣 10 个。

【做法】将带皮香蕉和小枣分别洗净，放入小锅内，注入半锅凉水（约 2 杯），煮开后用小火再煮 10 分钟，稍凉后服用。每天 2 次，饭前服用。煮 1 次可分 2 次服用。服用时不能喝酒和吃油腻食物，一般连服 3 个月即可。

【功效】凉血、降压。

5 芹菜煮鹅蛋

【原料】鹅蛋 2 个，芹菜 450 克。

【做法】将芹菜洗净切段，鹅蛋洗净，加水 2000 克共煮。晾凉后先喝汤，每次半盅，每天 3 次，后吃芹菜和鸡蛋，分 2 次吃完，3 天煮 1 次。

【功效】降压、消脂。

6 鲜藕芝麻冰糖

【原料】鲜藕 400 克，生芝麻 450 克，冰糖 450 克。

【做法】鲜藕洗净切成条或片状，生芝麻压碎放入藕条（片）中，加冰糖上锅蒸熟，凉后食用。

【功效】温补降压。

7 桑叶菊花茶

【原料】桑叶 8 克，野菊花 6 克。

【做法】先将桑叶研成粗末，与野菊花同入杯中，用沸水冲泡，加盖焖 10 分钟。代茶频频饮用，一般冲泡 4 次左右。

【功效】适用于各型高血压病患者。

8 牡蛎香菇汤

【原料】鲜牡蛎肉 100 克，鲜香菇 50 克，植物油、葱花、姜末、料酒、精盐、味精各适量。

【做法】将鲜牡蛎肉洗净切片。鲜香菇洗净后，撕成条状。锅置火上，加植物油烧至五成热时，加葱花、姜末煸炒出香，加清水适量，用大火煮沸，同时加入牡蛎片、香菇条，改用小火煨炖半小时左右，加料酒、精盐、味精，再煮至沸即成。佐餐当菜，随意服食。

【功效】适用于肝肾阴虚、肝风内动型高血压病患者。

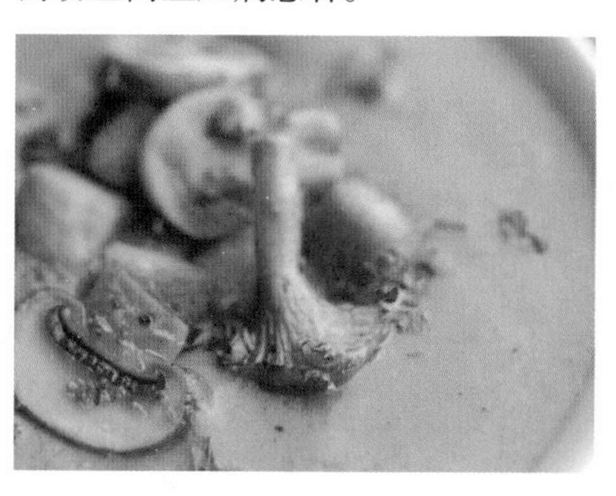

9 糖醋蒜头

【原料】大蒜头 450 克，红糖 450 克，米醋 300 毫升。

【做法】将大蒜头洗净沥水，放入大口瓶内，加红糖拌和，倒入米醋，加盖，摇动大口瓶，每天摇动数次，浸泡 10 天即可服食。每天 2 次，每次 1 头，连蒜皮嚼食。

【功效】适用于各型高血压病患者。

高脂血症

1 荷叶红枣粥

【原料】荷叶细末 20 克，粟米 100 克，红枣 20 个，红糖 20 克。

【功效】先将红枣、粟米洗净，放入砂锅，加适量水，大火煮沸后，改用小火煨煮半个小时，调入荷叶细末，继续用小火焖煮至粟米酥烂，加入红糖拌匀即成。早晚各服 1 次。

【功效】适用于各型高脂血症患者。

2 大黄绿豆饮

【原料】绿豆 200 克，生大黄 8 克，蜂蜜 30 克。

【做法】先将绿豆拣杂洗净，放入砂锅，加适量清水，浸泡半小时。将生大黄拣杂洗净后切片，加水煎约

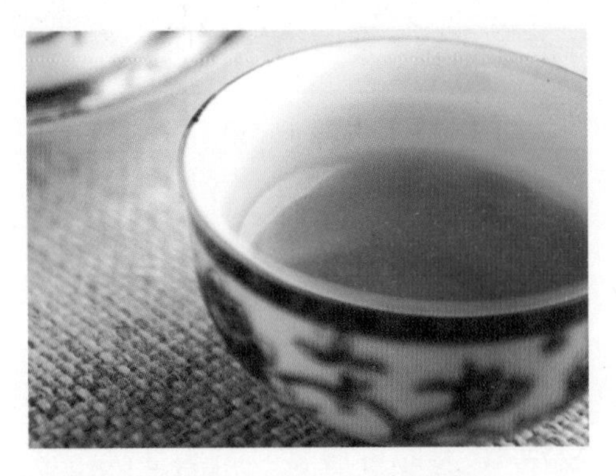

2分钟后取汁。绿豆砂锅置火上，大火煮沸，改用小火煨煮1小时，待绿豆酥烂，将生大黄汁、蜂蜜加入绿豆汤中，拌和均匀即成。早晚各服1次，当天吃完。

【功效】适用于高脂血症伴有便秘患者。

3 麦麸山楂糕

【原料】麦麸60克，山楂35克，茯苓粉45克，粟米粉120克，糯米粉60克，红糖30克。

【做法】先将麦麸、山楂拣杂，山楂切碎去核，晒干或烘干，共研为细末，与茯苓粉、粟米粉、糯米粉、红糖一起拌和均匀，加适量水，用竹筷搅成粗粉样粒状，分别装入8个粉糕模具内，轻轻摇实，放入笼屉，用大火蒸半小时，粉糕蒸熟取出即成。早晚各服1次，或当点心，随餐食用。

【功效】适用于高脂血症伴有肥胖、冠心病患者。

4 决明芝麻核桃羹

【原料】决明子40克，核桃仁40克，黑芝麻50克，薏苡仁60克，红糖20克。

【做法】先将决明子、黑芝麻分别洗净后，晒干或烘干，决明子敲碎，与黑芝麻同入锅中，微火翻炒出香，趁热共研为细末。将核桃仁拣杂后洗净，晾干后研成粗末。将薏苡仁拣杂，

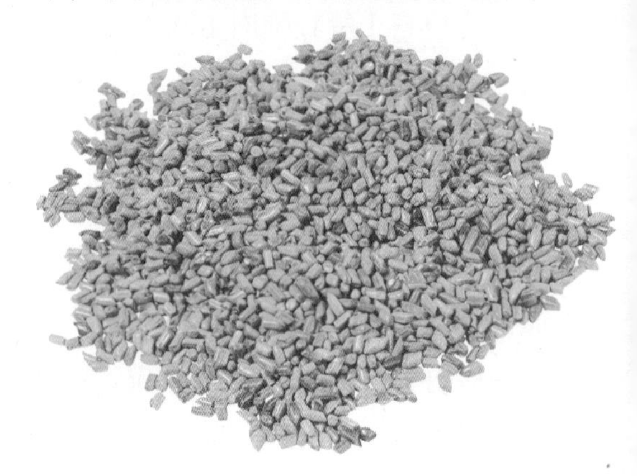

淘洗干净，放入砂锅，加水适量，大火煮沸后，改用小火煨煮成稀黏稠状，加红糖，调入核桃仁粗末，拌和均匀，再调入决明子、黑芝麻细末，小火煨煮成羹即成。早晚各服1次。

【功效】适用于中老年肝肾阴虚型高脂血症患者。

5 苑子白菊花茶

【原料】沙苑子35克，白菊花15克。

【做法】将沙苑子、白菊花拣杂

后同放入砂锅，加水煎煮成400毫升。分6次温服，当茶饮。当天服食完。

【功效】适用于肝肾两虚型高脂血症患者。

6 凉拌平菇鸡汤

【原料】平菇300克，鸡汤、姜汁、麻油、酱油、味精各适量。

【做法】鸡汤、姜汁、酱油、麻油、味精同放于碗中，搅匀成调味汁。平菇洗净切片，放入开水锅中汆熟，沥干，装于盘中，浇上调味汁，拌匀。分1次或2次服。

【功效】适用于高脂血症患者。

7 竹荪莼菜汤

【原料】干竹荪40克，莼菜120克，猪瘦肉片50克，姜丝、精盐、味精、麻油各适量。

【做法】锅中注适量水，投入猪瘦肉片，烧开后，再将竹荪和莼菜放入，煮至熟透，下姜丝、精盐、味精，淋麻油。分1次或2次趁热服。

【功效】适用于高脂血症、肺结核患者。

8 豆浆粳米粥

【原料】粳米80克，浓豆浆400毫升。

【做法】粳米加水适量，烧开后，加入浓豆浆，小火慢熬成粥，每天清晨空腹服1 ~ 2碗。

【功效】适用于高脂血症患者等。

9 首乌红枣粥

【原料】粳米200克，何首乌100克，红枣60克，冰糖适量。

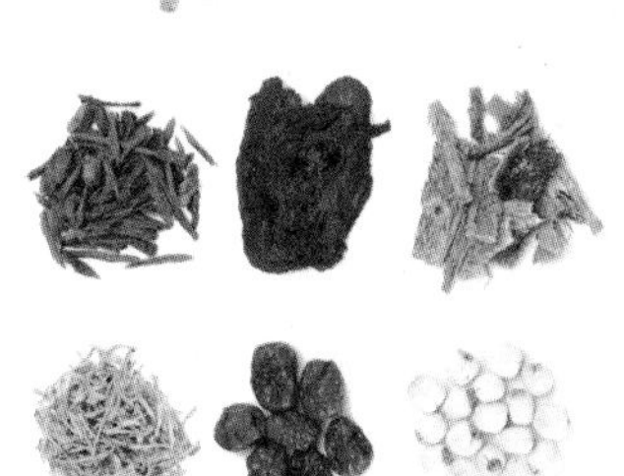

【做法】粳米加适量水，大火烧开，加入何首乌、红枣，小火慢熬至粥将成时，加入冰糖，熬至糖溶即成。分1次或2次空腹服。

【功效】适用于老年性高脂血症患者等。

冠心病

1 麦麸蜂蜜糊

【原料】麦麸、粗制面粉各100克，蜂蜜60克。

【做法】将麦麸、面粉放入炒锅内，微火反复炒香，研成细末，盛入碗内，用沸腾水冲泡，边冲边搅，调成糊状，兑入蜂蜜拌匀。每天早晚分食。

【功效】补血和胃、强身抗癌，适用于冠心病患者等。

2 糯米南瓜饼

【原料】糯米粉 500 克，南瓜 300 克，豆沙 150 克，白糖、植物油各适量。

【做法】南瓜洗净，切成块，放入蒸笼里蒸熟，冷却后剥去外皮，搅成糊状，加糯米粉和糖拌匀，搓成粉粒坯，散放入蒸笼里蒸熟取出，放入涂过油的盆里冷却，再搓成圆长条，揪成 20 个剂子。将剂子按成中间厚四边薄的圆形皮子，包入豆沙后揉捏成饼形，即成南瓜饼生坯。将平底锅烧热，放油，将生坯放入锅内，用小火煎成两面深黄色即成。当点心或作主食食用。

【功效】补中益气、消炎止痛、降糖降压，适用于冠心病患者等。

3 薏苡仁大豆粥

【原料】大豆 300 克，薏苡仁 100 克。

【做法】将大豆、薏苡仁分别淘洗干净，一并放入锅内，加清水适量，先以大火煮沸，再用小火煮 50 分钟左右，以大豆熟烂为度，调味即可。上下午分食。

【功效】补肾强筋，适用于冠心病患者等。

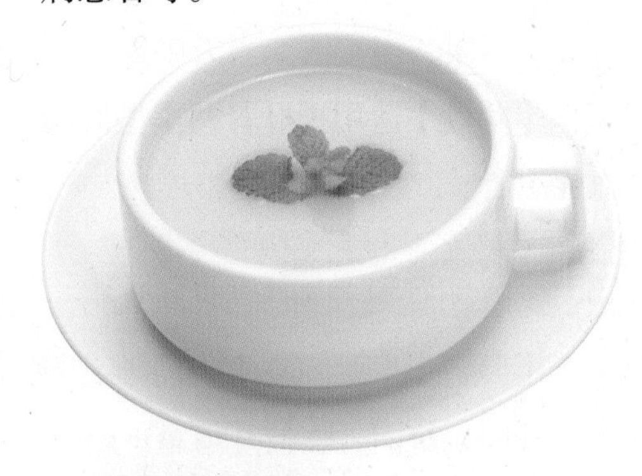

4 玉米粉粥

【原料】玉米粉 100 克，大米 100 克。

【做法】将玉米粉用适量冷水调和。将淘洗干净的大米入锅，加适量水，先用大火烧开，调入玉米粉，再转用小火熬煮成稀粥。每天早晚餐温热食用。

【功效】降脂降压，适用于冠心病患者。

5 山楂鲜橘皮韭菜饮

【原料】山楂 60 克，鲜橘皮 30 克，韭菜 50 克。

【做法】先将山楂、鲜橘皮分别拣杂洗净，山楂切片、鲜橘皮切碎，同入砂锅，加水煎煮半个小时，待其将酥时，再加入洗净后切成小段的韭菜，煨煮数沸后，过滤取汁，加糖调味即成。早晚各服 1 次。

【功效】适用于痰浊痹阻型冠

心病患者。

6 田七党参炖兔肉

【原料】田七15克，党参20克，兔肉400克，料酒、葱花、姜末、精盐、味精各适量。

【做法】先将田七洗净，晒干或烘干，研成细粉备用。将党参择洗干净，切片，用纱布袋装后扎口，与洗净后切块的兔肉同入砂锅，加水适量，大火煮沸，烹入料酒，加葱花、姜末，改用小火煨煮至兔肉酥烂，取出药袋，调入田七粉，并加精盐、味精，拌匀，再煮至沸即成。佐餐当菜，随量服食，每天1次或隔天1次，连续服食15天以上。

【功效】适用于冠心病、心绞痛患者。

7 二仁芝麻糊

【原料】酸枣仁60克，桃仁200克，黑芝麻100克，蜂蜜100克。

【做法】先将酸枣仁晒干，除去小壳，研成细末；将桃仁晒干，炒熟，捣烂后研细；黑芝麻拣杂，淘洗干净，晾干入锅，用小火不断翻炒至熟，趁热研成细末，与酸枣仁、桃仁细末充分拌和均匀，加入蜂蜜，调合成糊状即成，放入冰箱备用。每天2次，每次10克，温开水送服。

【功效】适用于阴血不足型冠心病患者。

8 醋浸花生

【原料】花生仁400克，米醋500毫升。

【做法】先将花生仁拣杂洗净晒干后，放入大口瓶中，加入米醋拌和均匀，加盖，每天摇动数次，浸泡3天后即可食用。每天2次，每次20个，嚼食咽下。

【功效】适用于气阴两虚型冠心病患者。

9 腐竹拌芹菜

【原料】水发腐竹300克，芹菜200克，麻油、酱油、精盐、味精、米醋各适量。

【做法】将芹菜择洗干净，去老叶，放入开水锅中焯一下，再用凉水冲凉，切丝装盘；将腐竹切成丝，码在芹菜丝上。味精先用凉开水化开，与酱油、精盐、米醋一起兑成汁，浇在腐竹和芹菜上，再加麻油拌匀即成。佐餐食用。

【功效】健脾益气、平肝降压、祛瘀降脂，适用于冠心病患者等。

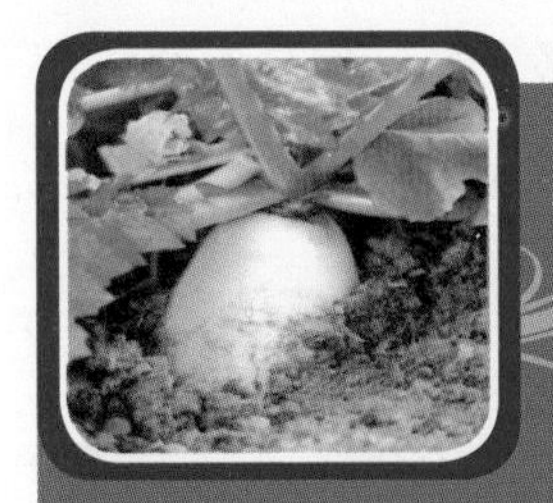

女性美容与疾病的食疗

中医美容最讲究的是调和气血，以内养外。中医食疗时应辨证施治，根据个人体质，以及季节、气候、年龄等因素全面考虑。

瘦　身

9 豆豉苦瓜

【原料】鲜苦瓜250克，豆豉、辣椒丝、豆酱、姜葱末、精盐、味精、花生油各适量。

【做法】鲜苦瓜去籽、瓤，切薄片。锅放花生油烧热，入苦瓜片、豆豉、辣椒丝、豆酱、姜葱末同干煸，调精盐、味精后略煸炒。佐餐食。

【功效】清热祛湿、益气美容，适用于肥胖症患者。

2 蒜泥海蜇萝卜丝

【原料】紫皮大蒜头2个，海蜇30克，萝卜250克，精盐、味精、葱花、姜末、麻油各适量。

【做法】紫皮大蒜头掰瓣，去皮，切碎，剁蒜泥糊；海蜇入温水稍浸泡，切细丝。萝卜根须，用温开水冲一下，连皮切细丝，加精盐腌渍片刻，入味后滤去过量汁水，码入盆，加海蜇丝，上铺大蒜泥，加味精、葱花、姜末、麻油。佐餐食。

【功效】清热解毒、生津止渴、补虚降糖，适用于肥胖症患者。

3 薏苡仁鸭肉

【原料】薏苡仁40克，鸭肉、冬瓜各800克，猪瘦肉100克，生姜15克，葱10克，料酒30毫升，精盐3克，胡椒粉1克，植物油50毫升，肉汤1500毫升。

【做法】将鸭肉洗净入沸水中汆去血水，切成长方块；猪肉洗净，切成长方块；冬瓜去皮洗净切成长方块；姜洗净拍破；葱洗净切长段；薏苡仁洗净备用。锅置火上加植物油烧至六成热，下姜、葱煸出香味，注入肉汤、料酒，下薏苡仁、鸭肉、猪肉、精盐、胡椒粉煮至肉七成熟时，下冬瓜至熟。佐餐食。

【功效】益阴清热、健脾消肿，适用于肥胖症患者。

4 茼蒿炒萝卜

【原料】白萝卜 300 克，茼蒿 200 克，花椒、葱、姜、盐、味精、植物油、鸡汤、麻油各适量。

【做法】白萝卜切条；茼蒿切段；花椒入油锅炸焦捞出，再加入葱、姜、萝卜条煸炒，加鸡汤少许，翻炒至七成熟，加入茼蒿、味精、盐，出锅，淋入麻油即可。佐餐食。

【功效】祛痰、宽中、减肥，适用于痰多、喘息、胸腹胀满和虚胖者。

5 参芪鸡丝冬瓜汤

【原料】鸡脯丝 200 克，党参、黄芪各 3 克，冬瓜片 200 克，黄酒、味精、精盐各适量。

【做法】先将党参、黄芪加水 500 毫升，小火烧 30 分钟，取药汁，加入鸡脯丝、冬瓜片、盐、黄酒、味精煮熟。佐餐食。

【功效】健脾益气、利湿轻身，适用于肥胖症患者。

6 黑木耳萝卜汤

【原料】黑木耳 100 克，白萝卜 250 克，盐、味精各适量。

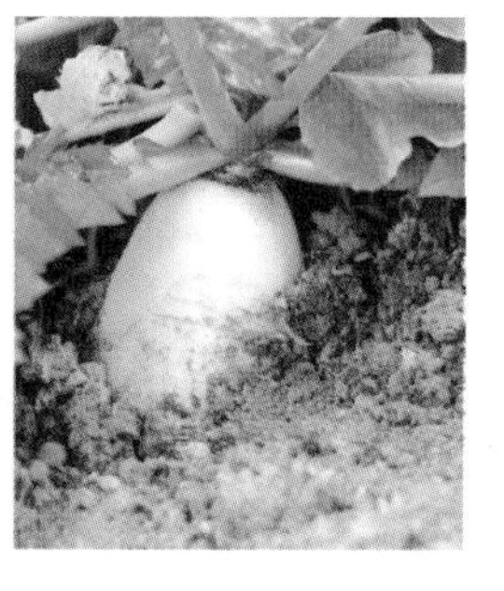

【做法】将水发黑木耳，去杂质，洗净；白萝卜去皮，切块；一同煮汤，熟烂后放盐、味精食用。每天 2 次，经常食用。

【功效】消腻降脂、减肥，适用于肥胖症患者。

7 赤豆糯米减肥粥

【原料】赤豆、糯米、红糖各 50 克。

【做法】将赤豆、糯米浸泡 12 小时，入锅加水煮烂，加入红糖，调匀即成。每天 1 剂，温热服。

【功效】健脾养血、消肿减肥、去毒生肌，适用于肥胖、水肿、黄疸、痈肿、便血、乳少等患者。

8 冬瓜赤豆粥

【原料】新鲜带皮冬瓜 80 ~ 120 克，或冬瓜籽干品 10 ~ 15 克（鲜者 30 克），粳米 50 克，赤豆 30 克。

【做法】先将冬瓜洗净，切成小块，同粳米、赤豆一并煮为稀粥；或用冬瓜籽煎水，去渣，同粳米、赤豆煮粥。一般以 10 ~ 15 天为 1 个疗程，每天早晚食。

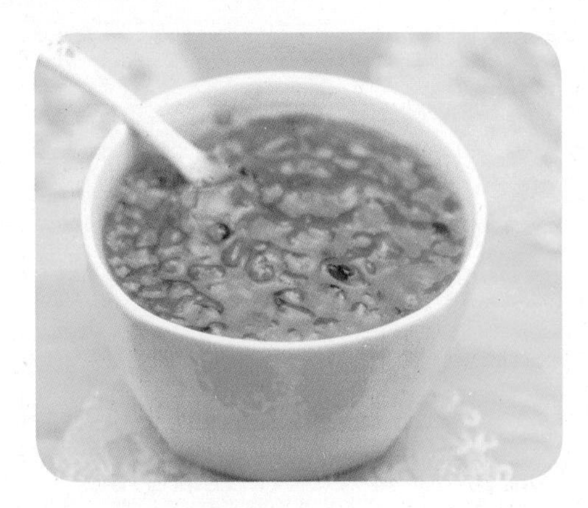

【功效】利尿、消水肿、消热毒、止烦渴，适用于肥胖症患者。

9 防己黄芪粥

【原料】防己10克，黄芪12克，白术6克，甘草3克，粳米50克。

【做法】将上述药共煎取汁去渣，加入粳米煮粥。每天1～2次，温热服。

【功效】补血健脾、利水消肿，适用于肥胖症、水肿及湿痹、肢体麻木患者。

10 什锦乌龙茶

【原料】槐角18克，何首乌30克，冬瓜皮20克，山楂肉15克，乌龙茶3克。

【做法】先将前4味药加水煎煮20分钟，取药汁冲泡乌龙茶即可。每天1剂，不拘时饮服。

【功效】消脂减肥、健身益寿，适用于肥胖症及高脂血症患者。

11 三花减肥茶

【原料】玫瑰花、玳瑁花、茉莉花、川芎、荷叶各等分。

【做法】将上述各药切碎，共研粗末，贮于瓷罐中备用。每天1次，每次取3～5克，用沸水冲泡10分钟，代茶饮用。

【功效】宽胸理气、利湿化痰、降脂减肥，适用于肥胖症患者。

润　肤

1 大枣糖荔枝

【原料】鲜荔枝100克，大枣10个，白糖少许。

【做法】鲜荔枝去皮、核，切小块。大枣洗净，置锅中，加水烧沸后，入荔枝、少许白糖至沸即可。温饮每天1剂，10天为1疗程。

【功效】甘温养血、益人颜色、健脾养心、安神益智。

2 豆腐黄鱼

【原料】豆腐250克，黄鱼1条，香葱、生姜、料酒、白糖、酱油、醋、味精、精盐、青蒜段、香菜末、素油各适量。

【做法】豆腐切1厘米见方的

丁；黄鱼去鳞、鳃、内脏、脊鳍，置盆中浇上酱油稍腌。炒锅以大火烧热，入素油烧热后煸香葱、生姜，再入黄鱼、料酒、白糖、酱油、水烧沸后炖10分钟，入豆腐丁、精盐烧沸后调味精。同时汤盆中入醋、青蒜段、香菜末，随即将黄鱼豆腐连汤共入汤盆。佐餐食。

【功效】滋补、悦色丰肌。

3 菠萝肫肝

【原料】菠萝500克，鸭肫2个，鸭肝2个，植物油、葱花、生姜末、精盐、味精、白糖、醋、湿淀粉各适量。

【做法】菠萝去皮，切片；鸭肫切方片；鸭肝去筋，切菊花形的块。炒锅放植物油烧热，下鸭肫断生；原锅留底油烧热，入葱花、生姜末煸香，入鸭肝炒，下精盐、味精、白糖、醋、断生鸭肫，用湿淀粉勾芡，放菠萝片略炒食。

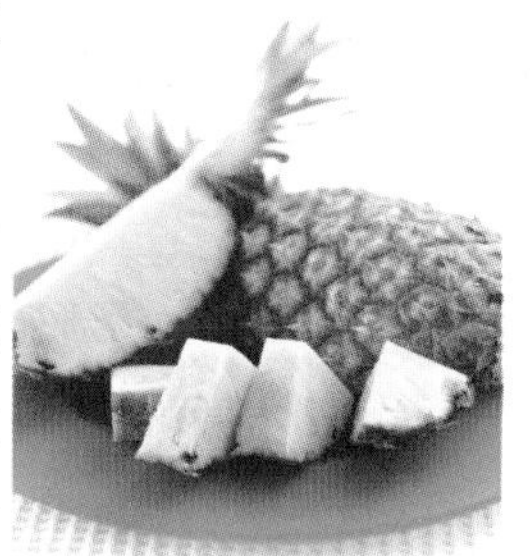

【功效】养血生津，适用于皮肤干燥者。

4 银耳蜜橘

【原料】蜜橘200克，水发银耳20克，白糖、水淀粉各适量。

【做法】蜜橘掰瓣；水发银耳隔水蒸1小时。水400毫升煮沸，入银耳、橘瓣、白糖，用水淀粉勾芡再煮沸。每天1剂，分1次或2次服。

【功效】生津止渴、养颜，适用于皮肤干燥者。

5 蜂蜜苹果

【原料】苹果500克，蜂蜜30克，红糖、面粉、燕麦片、黄豆粉、酵母、茴香粉、奶油、柠檬汁各适量。

【做法】苹果去皮、核，切块，置深底碟子内，倒上蜂蜜。红糖、面粉、燕麦片、黄豆粉、酵母、茴香粉各适量拌匀，入奶油适量、柠檬汁拌成调料，倒碟中搅匀，入烤箱以170℃烤30分钟，晾凉食。

【功效】增加食欲、美容护肤，适用于皮肤干燥者。

6 雪梨兔肉

【原料】兔脯肉250克，雪梨200克，精盐、酱油、淀粉、素油各适量。

【做法】兔脯肉切薄片，加酱油、素油、淀粉拌匀稍腌；雪梨去皮、除核，切片。炒锅入兔肉片、精盐炒八成熟，

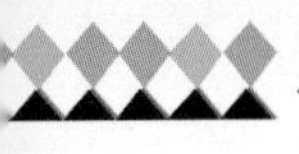

加梨片炒匀即可食用。

【功效】补气养血、嫩肤美容，适用于皮肤干燥者。

7 枣桃杏蜜酒

【原料】大枣、核桃仁各120克，甜杏仁30克、蜂蜜100克、酥油70克，白酒1升。

【做法】大枣、核桃仁及甜杏仁、蜂蜜、酥油同浸白酒中密封1个月。每次服15～20毫升，每天2～3次。

【功效】补益气血、养颜美容，适用于皮肤干燥者。

8 桃花酒

【原料】桃花20克，低度白酒500毫升，蜂蜜适量。

【做法】采摘三月桃花阴干置容器中，加入低度白酒、蜂蜜浸15日后去渣。每晚睡前饮15毫升。

【功效】活血润肤、养颜悦色。

美 发

1 桑葚煮大豆

【原料】大豆、桑葚各20克，芹菜30克。

【做法】将大豆、芹菜、桑葚洗净，一同放入锅中，加水适量，共煮至豆烂即成。每天2次。

【功效】养血滋阴、生发乌发，适用于脂溢性脱发者。

2 芝麻大豆泥鳅汤

【原料】泥鳅500克，大豆、黑芝麻各50克，植物油、精盐各适量。

【做法】大豆、黑芝麻洗净。泥鳅放水中，滴入植物油，养1～2天，让其排污，然后放冷水锅内，加盖，上火加热烫死，洗净，抹干水分，下油锅内稍煎黄即起锅，铲起。把全部原料放入锅内，加适量清水，大火煮沸后小火炖至大豆熟烂，加精盐调味。佐餐食用，每天1～2次。

【功效】益阴健脾、养血生发，适用于脾肾两虚所致的脂溢性脱发者。

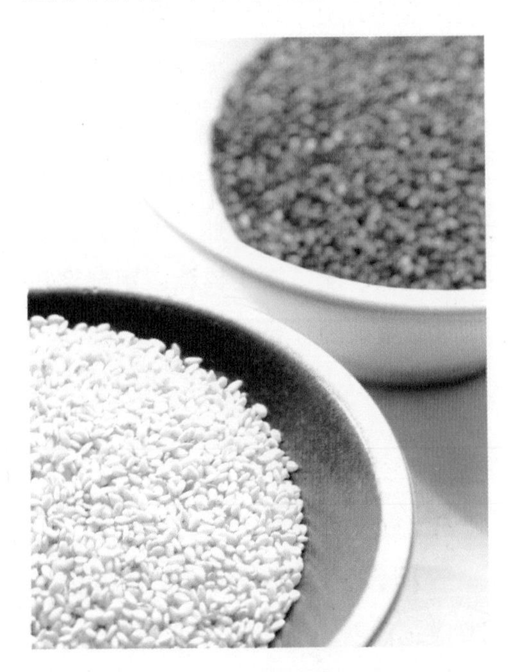

3 首乌熟地黄芝麻蜜饮

【原料】何首乌、山萸肉、枸杞子、菟丝子各15各，熟地黄18克，黑芝麻、白芍各30克，当归12克，川芎10克，羌活6克，蜂蜜适量。

【做法】将上述全部原料（除蜂蜜外）用水煎，取汁调入蜂蜜。代茶饮，每天1剂，分3次饮用，30天为1个疗程。

【功效】补肾养血生发，适用于斑秃者。

4 二妙蜂蜜饮

【原料】苍术20克，黄柏10克，蜂蜜20克。

【做法】先将苍术、黄柏分别拣杂，洗净，晾干或晒干，切成片或切碎，同放入砂锅，加水浸泡片刻，煎煮30分钟，用洁净纱布过滤，取汁放入容器，趁温热加入蜂蜜，拌匀即成。早晚2次分服。

【功效】适用于风热血燥型脂溢性脱发者。

5 当归防风粥

【原料】当归15克，防风10克，粳米100克。

【做法】先将当归、防风分别拣杂，洗净，晒干或烘干，切成片，放入纱布袋，扎紧袋口，与淘洗干净的粳米同放入砂锅，加水适量，大火煮沸，改用小火煨煮30分钟，取出药袋，继续用小火煨煮至粳米酥烂，粥浓稠即成。早晚分2次服。

【功效】适用于风热血燥型脂溢性脱发者。

6 马齿苋金针菜汤

【原料】新鲜马齿苋60克，金针菜30克，精盐、味精、麻油各适量。

【做法】先将新鲜马齿苋拣杂，洗净，晾干后切成3厘米长的段。将金针菜拣杂，洗净，放入温水中浸泡片刻，浸泡液与马齿苋段同放入砂锅，加水适量，用小火煨煮10分钟，加精盐、味精，再煮至沸，淋入麻油即成。佐餐当菜，随意服食。

【功效】适用于湿热外溢型脂溢性脱发者。

7 萝卜缨拌马齿苋

【原料】新鲜萝卜缨250克，新鲜马齿苋250克，红糖、酱油、香醋、精盐、味精、麻油各适量。

【做法】将新鲜萝卜缨、马齿苋分别洗净，控水，码齐后放入沸水锅中焯烫片刻，断生即捞出，用冷开水过凉，切成3厘米长的段，交替匀放在盘内，加酱油、红糖、精盐、味精、

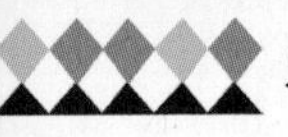

香醋，并淋入麻油，拌匀即成。佐餐食用，当天吃完。

【功效】清热化湿。适用于湿热外溢引起的脂溢性脱发者。

8 菠菜核桃仁

【原料】菠菜500克，熟核桃仁60克，白糖20克。

【做法】将菠菜洗净，烫熟，切成细末；核桃仁捣烂。将菠菜、核桃末加白糖一起拌匀。每天1剂，分2次食用。

【功效】补血、养发、生发，适用于斑秃者。

9 橘子海带丝

【原料】海带丝50克，橘子1个。

【做法】海带丝浸100毫升凉开水中。橘子去皮后榨取汁，与麻油、海带丝及浸泡水搅匀。每天1剂，早晚分食。

【功效】美发护发、生津益脾。

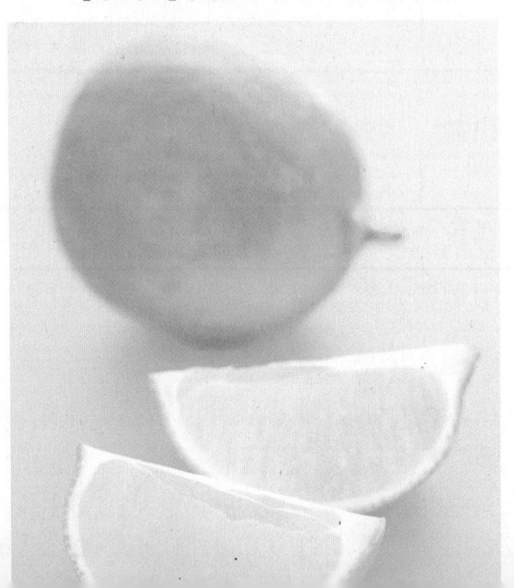

10 黑豆汤

【原料】黑豆500克，米汤适量。

【做法】黑豆煮熟晒干，研细粉。米汤送服每次6克，每天3次。

【功效】补虚益肾、活血利水，适用于秃发者。

更年期综合征

1 瘦肉海米冬瓜

【原料】冬瓜500克，瘦猪肉250克，虾米、香菇各10克，鸡蛋清2个，葱、干淀粉、麻油、精盐、味精、湿淀粉各适量。

【做法】冬瓜去皮，切6个柱形块，中心掏空，略焯晾凉。瘦猪肉剁蓉；虾米、香菇、葱均切米粒状，掺瘦肉蓉中，加鸡蛋清搅上劲。每个空心冬瓜柱内壁上撒些干淀粉，塞入肉馅蒸熟。热锅放麻油，加鲜汤、调料，用湿淀粉勾芡，再加入1个鸡蛋清，出锅后浇在蒸好的冬瓜上。佐餐食。

【功效】清热解毒、滋阴壮阳，适用于更年期综合征患者。

2 猪皮鸡架冬瓜

【原料】冬瓜500克，猪皮100克，鸡骨架1副，红樱桃1个，香菜叶少许。葱段、生姜片、花椒、精盐、味精、黄酒各适量。

【做法】冬瓜去皮、瓤，切小块；猪皮略焯，切条；葱段、生姜片拍松。锅入水、猪皮、葱、生姜、花椒，烧沸后改小火炖猪皮软糯，剁细蓉，再入锅，投鸡骨架、冬瓜同煮30分钟，去鸡骨架，调精盐、味精、黄酒，入汤碗，冷却后反扣盘中，加红樱桃、香菜叶。佐餐食。

【功效】清热利尿、养血润肤，适用于更年期综合征患者。

3 番茄阿胶粟米粥

【原料】番茄150克，粟米100克，阿胶10克，精盐、味精各适量。

【做法】番茄入温开水中稍浸泡，切碎，连皮剁糊。粟米加水煮沸后改小火煨煮30分钟，调入番茄糊继续用小火煨煮。阿胶入另锅加水煮沸至完全烊化，兑番茄粥中拌匀，再煮粟米酥烂，调精盐、味精。每天早晚分食。

【功效】补虚养血、益气调经，适用于更年期综合征患者。

4 韭菜肉丝豆腐

【原料】豆腐片200克，韭菜200克，猪肉丝100克，葱花、生姜末、麻油、酱油、精盐、黄酒、花椒油、

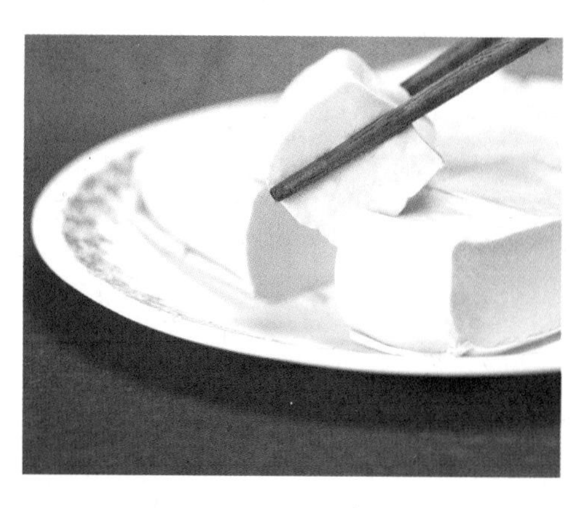

味精各适量。

【做法】豆腐片切丝；韭菜切段。麻油置锅中，投猪肉丝炒，入葱花、生姜末、酱油、精盐、黄酒搅匀，放豆腐丝、韭菜段同炒几下，撒花椒油、味精稍拌。佐餐食。

【功效】健胃提神、散瘀解毒，适用于更年期综合征患者。

5 梅花海米芹菜

【原料】芹菜300克，水发海米50克，黄蛋糕20克，麻油适量。

【做法】芹菜切寸段，焯熟捞出，入水发海米、麻油等拌匀，入碗，扣平盘中。芹菜边摆上海米，芹菜上用黄蛋糕摆梅花状。佐餐食。

【功效】清热平肝、祛风利湿，适用于更年期综合征患者。

6 菠萝鳜鱼

【原料】鳜鱼肉500克，菠萝200克，鲜豌豆50克，青蒜、精盐、

黄酒、湿淀粉、干淀粉、葱花、姜末、番茄酱、白糖、味精、醋精、素油各适量。

【做法】菠萝去皮切块；鳜鱼肉一面剞十字花刀，切方块，入精盐、黄酒、湿淀粉抓匀，蘸上干淀粉，花刀分开；鲜豌豆入锅煮烂；青蒜切碎。炒锅放素油烧热，下葱花、姜末、青蒜、菠萝块、青豌豆稍炒，再入番茄酱、白糖、黄酒、精盐、味精、醋精、水烧沸，用湿淀粉勾芡。油锅烧热，投鱼块稍炸。在盛汁锅内入沸油勾汁，将炸鱼块捞出，入汁略炒。即食。

【功效】补气养血、健脾益胃，适用于更年期综合征患者。

7 五宝朝凤

【原料】母鸡1只，荔枝肉、龙眼肉、去芯莲子、黑枣各15克，冰糖30克，枸杞子15克，胡椒粉、精盐各适量。

【做法】母鸡去内脏，与荔枝肉、龙眼肉、莲子、黑枣、冰糖、精盐、水共蒸2小时；再入枸杞子蒸5分钟，取出，撒胡椒粉即食。

【功效】补血养阴、益精明目，适用于更年期综合征患者。

8 桃 鸭

【原料】光鸭1只，鸭脯肉50克，鲜桃500克，猪腿肉50克，火腿肉15克，黄酒、葱、生姜、精盐、酱油、食用油各适量。

【做法】光鸭去内脏，投七成热油锅中略炸，调黄酒、葱、生姜，蒸七成熟，拆净骨头（保持鸭状）；鸭脯肉去皮，一切2份，入精盐略腌渍，调黄酒、葱、生姜，蒸熟。猪腿肉、火腿切碎末。鲜桃去皮，一切2瓣，去核，将桃切为12份。肉末拌入精盐、黄酒，分12份，每份入桃瓣内，放六成热油锅内略炸，入盆。鸭皮朝上盖桃瓣上，入酱油、黄酒、白糖、味精，蒸至肉熟烂取出，汤汁收浓后浇鸭子上，四周围上鸭脯肉即食。

【功效】滋阴清火、补气生津，适用于更年期综合征患者。

9 糯米参枣粥

【原料】丹参30克，糯米100克，红枣10个，红糖适量。

【做法】丹参水煎取浓汁，入糯米、红枣、红糖、水煮稠粥。每天早晚分食。

【功效】祛瘀生新、活血调经、养心除烦，适用于更年期综合征患者。

月经不调

1 陈皮橘叶茶

【原料】陈皮 25 克，新鲜橘叶 25 克。

【做法】先将新鲜橘叶拣洗干净，与除杂的陈皮一起切碎，放入砂锅加水适量，中火煎煮 30 分钟，用洁净纱布过滤取汁。代茶，频频饮用。

【功效】可辅治气血瘀滞所致月经延后、过少、先后不定期等症状。

2 萝卜丝饼

【原料】萝卜 450 克，面粉 300 克，熟火腿 20 克，植物油、味精、麻油、精盐、葱花、姜末各适量。

【做法】先将萝卜洗净剖片，细切成丝，放入洁净的大搪瓷碗内，加精盐适量，拌和均匀，稍腌渍片刻，挤去腌渍汁液备用。将适量面粉放入盆内，加植物油拌和揉成干油酥，揪成 10 个剂子，并将另留的面粉放入盆内，按 1 ∶ 1 的比例加水及植物油拌揉成水油酥，也揪成 10 个剂子，把干油酥逐个包入水油酥内擀成长条，再擀成圆形酥皮。将熟火腿切成碎末，拌和在萝卜丝内，加入经植物油煸炒出香的葱花、姜末，再加精盐、味精、麻油等佐料，拌和成馅，分成

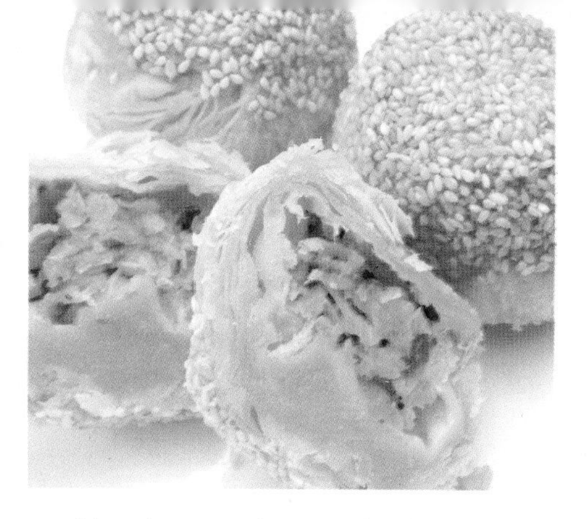

10 份，包入酥皮内制成厚饼形，轻揉微压展平，逐个放入平底油锅中，微火（或小火）煎至两面金黄熟透即成。佐餐当主食或点心，随意服食，2 天内吃完。

【功效】可辅治肝气郁结所致月经前后不定期、月经延后等症状。

3 红枣酒酿

【原料】红枣 30 个，酒酿 60 克，红糖 20 克。

【做法】先将红枣洗净，用温开水浸泡片刻，捞出，与酒酿同放入砂锅，加水适量，用小火煮 40 分钟，调入红糖，溶化拌和均匀即成。早晚各服 1 次，服食时需温热。

【功效】适用于气血两虚型闭经患者。

4 鸭血豆腐海米汤

【原料】鸭血块 400 克，嫩豆腐 2 块，海米 20 克，葱花、姜末、精盐、味精、五香粉、麻油各适量。

【做法】先将海米洗净，盛入碗

中，加适量温开水浸泡。将鸭血块、嫩豆腐用清水漂洗一下，入沸水锅焯1分钟，捞出洗净，切成1厘米见方的小块。煨煲的汤锅加鲜汤（或清汤）适量，置火上，大火煮沸，倒入鸭血块，烹入料酒，煮沸后，再倒入嫩豆腐块，加海米、葱花、姜末，继续用小火煮40分钟，加精盐、味精、五香粉，再煮至沸，淋入麻油即成。佐餐当汤，随意服食。

【功效】适用于气血两虚型闭经患者。

5 紫河车人参粉

【原料】干燥胎盘（紫河车）1只，白参20克。

【做法】先将干燥胎盘微火烘干，与烘干的白参共研成细末，装入空心胶囊（每个胶囊约重0.25克），瓶装备用。每天2次，每次5粒，温开水送服。

【功效】适用于气血两虚型闭经患者。

6 凌霄花金橘粉

【原料】凌霄花150克，金橘200克。

【做法】将金橘外表皮洗净，晒干入锅，再用微火焙干，与拣杂后烘干的凌霄花共研成细粉末，瓶装备用。每天2次，每次10克，温开水送服。

【功效】适用于气滞血瘀型闭经患者。

7 月季红花酒

【原料】月季花30克，红花30克，优质黄酒500毫升。

【做法】先将月季花、红花洗净，晒干或烘干，放入黄酒瓶中，加盖密封，每天振摇1次，浸泡7天后即可开始饮用。每天1次，每次饮服1盅（约20毫升）。

【功效】适用于气滞血瘀型闭经患者。

8 参片乌骨鸡

【原料】白参3克，乌骨鸡1只（重约1千克），葱花、姜末、精盐、味精、料酒、麻油各适量。

【做法】先将白参洗净，晒干或烘干，切成饮片。将乌骨鸡宰杀，洗净，入沸水锅焯片刻捞出，放入砂锅加清水适量，大火煮沸，烹入料酒，加葱花、姜末，改用小火煮50分钟左右，待乌骨鸡酥烂，放入参片，加精盐、味精，再煮至沸，淋入麻油即成。佐餐当菜，随意服食。

【功效】适用于气血亏虚型痛经患者。

国内外大量的社会调查与医学统计显示，越来越多的疾病正快步向男性走来，并不断地严重威胁着男性的身心健康。

男性健康与疾病的食疗

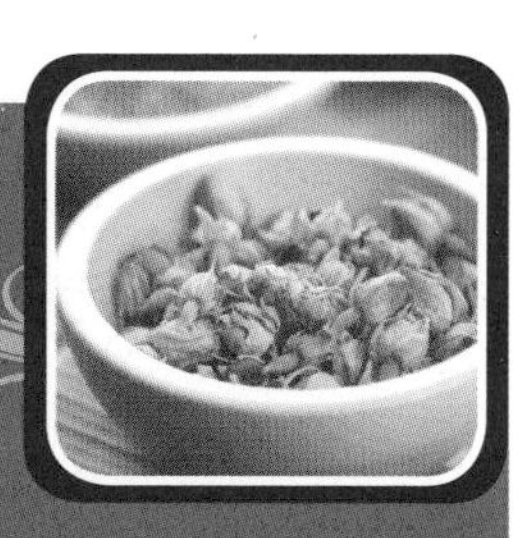

前列腺病

1 绿豆芽汁

【原料】新鲜绿豆芽500克。

【做法】将绿豆芽洗净，切碎，放入榨汁机中，制成绿豆芽汁。每天2次。

【功效】适用于急性前列腺炎患者。

2 蒲公英粥

【原料】鲜蒲公英100克，粳米100克。

【做法】先将鲜蒲公英洗净，用刀切碎，入砂锅，加水适量，用中火煎煮30分钟，用洁净纱布过滤，去渣取汁，备用。将粳米淘洗干净，入锅加水后用大火煮沸，改用小火炖15分钟，加入温热的鲜蒲公英煎汁，继续煮成稠粥，加冰糖适量即成。每天2次。

【功效】适用于热毒内盛型急性前列腺炎患者。

3 紫花地丁玉米须蜜饮

【原料】紫花地丁30克，玉米须250克，蜂蜜30克。

【做法】先将玉米须洗净，切碎，放入纱布袋中，扎口，备用。将紫花地丁洗净，连根与玉米须袋同入砂锅，加水适量，先用大火煮沸，改用小火煎煮30分钟，取出玉米须袋加入蜂蜜，拌匀即成。每天2次。

【功效】适用于热毒内盛型急性前列腺炎患者。

4 赤小豆绿豆粥

【原料】赤小豆50克，绿豆100克，粳米100克。

【做法】先将赤小豆、绿豆拣杂后，用温水浸泡1小时，放入砂锅，加水适量，用大火煮沸，改以小火煎

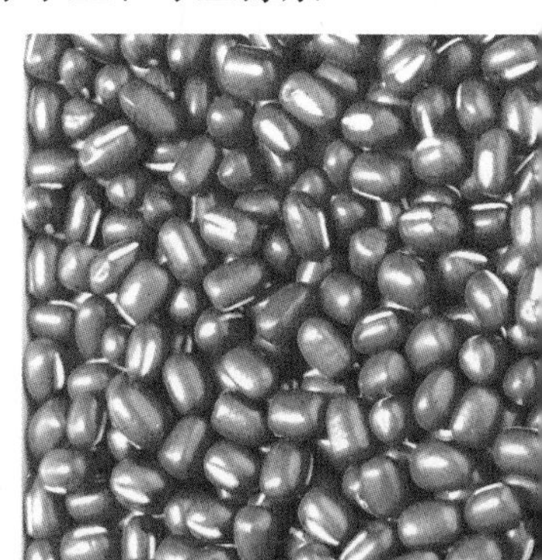

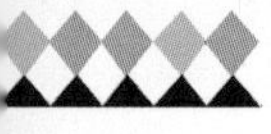

煮1小时，待赤小豆、绿豆将酥时，加淘净的粳米，调拌均匀，继续用小火煨煮至豆、米酥烂即成。每天2次。

【功效】适用于湿热下注型急性前列腺炎患者。

5 淡菜海米汤

【原料】淡菜20克，海米15克，葱花、姜末、精盐、味精、麻油、料酒等适量。

【做法】将淡菜、海米洗净，放入温开水中浸泡30分钟，连同浸泡液一起放入砂锅，加水适量，用大火煮沸，烹入料酒，加葱花、姜末，改以小火煮1小时，待淡菜、海米熟烂，加精盐、味精、麻油，充分拌匀即成。佐餐当汤，随意服食，当天吃完。

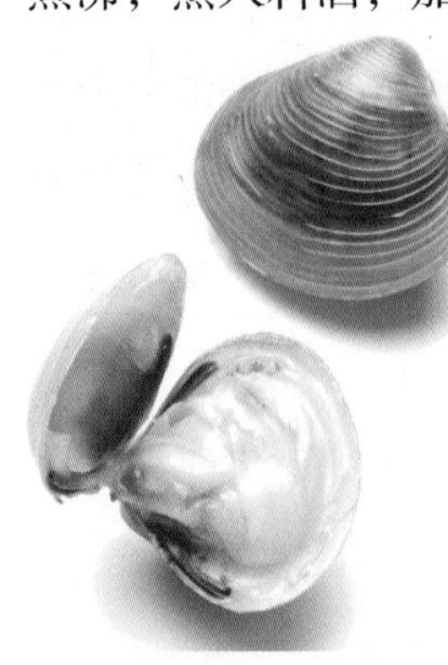

【功效】适用于肝肾阴虚型慢性前列腺炎患者。

6 金针木耳汤

【原料】金针菜60克，黑木耳15克。

【做法】金针菜、黑木耳加水小火煮至熟透，下白糖，调溶。分2次食菜喝汤。

【功效】适用于急性前列腺炎、尿痛、尿急、血尿等症患者。

7 核桃壳鸡蛋

【原料】干核桃硬壳500克，鸡蛋3个。

【做法】将核桃硬壳洗净，放于砂锅中，加水1升，烧开后，小火炖2小时，加入洗净的连壳鸡蛋，再共炖2小时。每天3次，每次食蛋1个，喝核桃硬壳水1碗。连服3天。

【功效】适用于前列腺炎、排尿困难、尿道涩痛等症患者。

8 干贝猪瘦肉汤

【原料】干贝50克，猪瘦肉200克，姜丝、精盐、味精、麻油各适量。

【做法】干贝润软、洗净；猪瘦肉切片，同放于砂锅中，注入清水，大火烧开后，加入姜丝和精盐，小火炖至酥烂，下味精，淋麻油。每天1～2次。

【功效】适用于肾阴虚前列腺增生，排尿不畅、心烦口渴、失眠多梦等症患者。

9 知柏地黄鸡

【原料】知母、黄柏、生地黄各20克，牛膝15克，白公鸡1只，黄酒、姜片、精盐、味精、麻油各适量。

【做法】将知母、黄柏、生地黄、牛膝洗净装入纱布袋内，白公鸡洗净切块，同放于砂锅中，加水600毫升，烧开后，撇去浮沫，加入黄酒和姜片，小火炖至酥烂，拣出药纱袋，下精盐、味精，淋麻油。

【功效】适用于老年人前列腺肥大、肾阴亏损、尿频、欲排尿而不得尿、淋漓不畅、咽干心烦、手足心热等症患者。

10 羊肉拌蒜

【原料】羊肉250克，大蒜、姜丝、酱油、麻油、精盐、味精各适量。

【做法】羊肉洗净，放于砂锅中，加水煮至熟透，捞出切成薄片，装于碗中，再将大蒜剥瓣去膜，捣烂如蓉，和姜丝、酱油、麻油、精盐、味精一起放入，拌匀食用，每天1次，连服7天。

【功效】适用于肾阳亏虚、手足腰膝酸软、阳痿、前列腺肥大等症患者。

阳痿早泄

1 韭菜子粥

【原料】韭菜籽30克，粳米100克。

【做法】先将韭菜籽洗净，晒干或烘干，放入锅中，用小火微炒，研成细粉。粳米淘净后，放入砂锅，加水适量，先用大火煮沸，改用小火煮成黏稠状，粥将成时调入韭菜籽粉，拌和均匀，继续煮片刻。每天2次。

【功效】适用于肾阳亏虚型阳痿患者。

2 活虾炒韭菜

【原料】活青虾250克，韭菜150克，植物油、精盐、味精等适量。

【做法】将韭菜拣杂后洗净，切成3厘米长的段。鲜活青虾洗净，剪去肢节、虾须，放入烧热的油锅中翻炒，烹入料酒，待青虾外壳色泽呈微红时，将炒青虾盛入碗中。锅中加适量植物油，烧至七八成热时，即倒入韭菜，不断翻炒，并将炒青虾倒入锅中，加精盐、味精，炒匀即可起锅。佐餐当菜，随意服食。

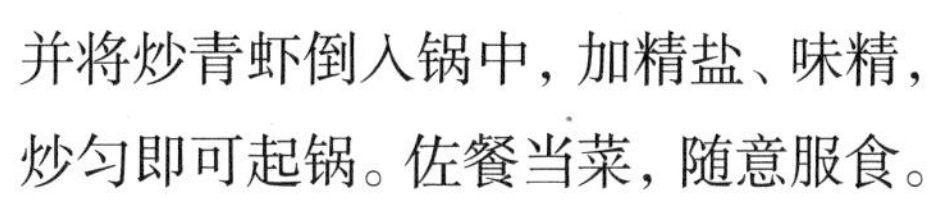

【功效】适用于肾阳亏虚型阳痿患者。

3 羊腰双蓉羹

【原料】新鲜羊腰2只，肉苁蓉30克、精盐、味精、料酒、姜末、葱花各适量。

【做法】先将羊腰平剖为二，去臊腺、洗干净、切碎，剁成羊腰蓉；肉苁蓉放入低度白酒中，浸泡48小时，取出后刮去皱皮，切细，捣成糊状，与羊腰泥同入锅中，加水适量，先用大火煮沸，加料酒、姜末、葱花，在用小火煨煮至熟，加盐、味精拌和均匀即可，每天2次。

【功效】适用于肾阴亏虚型阳痿患者。

4 海虾散

【原料】生海虾500克，核桃仁200克，淫羊藿100克，白酒250毫升。

【做法】先将酒放在合适的器皿内，点燃，待酒热后投入生海虾，充分浸透，取酒海虾焙干；核桃仁盐渍后焙干，与酒海虾共研为细末，分成40包。每天2次，每次1包，每次用50毫升淫羊藿煎液送服。2个月为1个疗程。

【功效】适用于肾阳亏虚型阳痿患者。

5 羊肉菟丝子汤

【原料】新鲜羊瘦肉500克，羊脊骨1副，山药50克，菟丝子10克，肉苁蓉20克，粳米100克，料酒、花椒、茴香、精盐、葱白、生姜、胡椒粉、味精各适量。

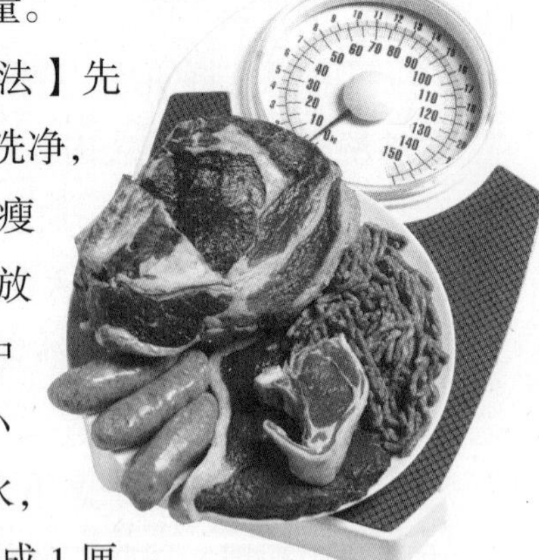

【做法】先将羊脊骨洗净，敲碎；羊瘦肉洗净，放入清水中浸泡1小时，去血水，取出后切成1厘米厚的小条块；山药、菟丝子、肉苁蓉洗净后，晒干或烘干，共研为粗末，装入纱布袋中，扎紧袋口；粳米淘净后，与羊脊骨、羊肉小条块、药袋同放入砂锅，加水适量，先用大火煮沸，去浮沫，烹入料酒，放入适量花椒、茴香，改用小火炖1小时，待羊肉酥烂，取出药袋，加精盐、葱白、生姜、胡椒粉、味精，搅拌均匀，再煮至沸即可。佐餐当汤，随意服食。

【功效】适用于肾阳亏虚型阳痿、早泄患者。

6 核桃栗子羹

【原料】核桃仁50克，栗子50克，白糖20克。

【做法】先将栗子拣去质劣者，洗净，入锅，加水适量烧熟，除去外衣，与洗净的核桃仁研成蓉糊状，再放入干净锅内，加水适量，用大火煮沸，改以小火煨煮片刻，调入白糖，拌和成甜羹。每天2次。

【功效】适用于肾气不固型早泄患者。

7 韭菜炒虾仁

【原料】韭菜150克，鲜虾仁50克，精盐、味精各适量。

【做法】韭菜拣杂后洗净，切成段，与鲜虾仁同入油锅中爆炒，起锅前加精盐、味精，熘匀即成。佐餐当菜或下酒食用，1周2次或3次，连食数周。

【功效】适用于肾阳不足型早泄患者。

8 黄花菜马齿苋饮

【原料】黄花菜30克，马齿苋30克，精盐、味精各适量。

【做法】将黄花菜用冷水浸泡2小时，捞出后沥去水分，切段，备用；马齿苋洗净，用刀切碎，与黄花菜段同入锅中，加水适量，用中火煮沸后，加精盐、味精，调和均匀，煮沸即可食用。每天2次。

【功效】适用于肝经湿热型早泄患者。

9 薏苡仁粥

【原料】薏苡仁50克，粳米100克，桂花、白糖各适量。

【做法】先将薏苡仁拣净、淘洗后晒干或烘干，研成细粉，备用；粳米淘净后入砂锅，加水适量，先用大火煮沸，调入薏苡仁粉，拌和均匀，再改以小火煮至黏稠状粥，加适量桂花，并以适量白糖拌匀即成。每天2次。

【功效】适用于肝经湿热型早泄患者。

不射精

1 泥鳅大虾煲

【原料】活泥鳅200克，大虾50克，植物油、料酒、葱段、姜片、精盐、味精各适量。

【做法】先将活泥鳅放净水盆中养3天，其间勤换水，每次换水时加植物油数滴，以洗净其内脏泥污。大虾清洗后，与洗净的泥鳅同放入砂锅，加水适量，加盖，用中火煮沸，加料酒、葱段、姜片，改用小火慢煲20分钟，加精盐、味精，调和均匀即可食用。佐餐当菜，当日吃完。

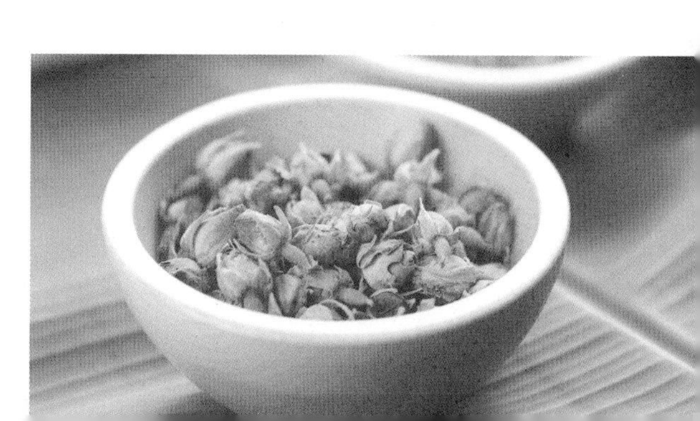

【功效】适用于肾气不足型不射精患者。

2 补元涮羊肉

【原料】精选羊肉500克，黄芪20克，当归20克，枸杞子20克，生姜20克，鸡汤、甜酱、味精、料酒、米醋、五香粉各适量。

【做法】将黄芪、当归洗净，切片，与枸杞子同入鸡汤锅中，加生姜及料酒、味精、米醋各适量，炖30分钟后作为大锅底料，备用。将洗净的羊肉冷冻成块，切成薄片，放入烧沸的大锅汤料中涮熟后，蘸甜酱、味精、五香粉等和匀的调料。佐餐当菜或当点心食用。

【功效】适用于精血亏虚型不射精患者。

3 橘皮饮

【原料】鲜橘皮30克，王不留行籽10克，白糖适量。

【做法】先将橘皮洗净，切成丝，与王不留行籽同放入砂锅，加清水适量，用大火煮沸后，改用中火煮15分钟，用洁净纱布过滤去渣，再加白糖，调匀即成。代茶饮用，当日饮完。

【功效】适用于气滞血瘀型不射精患者。

4 当归尾桃仁粥

【原料】当归尾15克，桃仁10克，粳米100克，白糖20克。

【做法】先将桃仁洗净，捣烂如蓉；当归尾洗净后，切片，放入锅中，加水适量，浓煎2次，每次40分钟，合并2次滤液；粳米淘净后，放入砂锅，加当归尾浓煎液及清水适量，用中火煮沸后，改用小火煮成稠粥，待粥将成时，再加桃仁蓉、白糖，稍煮片刻即成。每天2次。

【功效】适用于气滞血瘀型不射精患者。

5 凤仙花籽红枣蜜饮

【原料】凤仙花籽3克，红枣6个，甘草2克，蜂蜜30克。

【做法】将凤仙花籽、红枣、甘草洗净，凤仙花籽用纱布袋装后扎口，一并放入砂锅，加水适量，先用中火煮沸，改用小火煮透，取出药袋，调入蜂蜜，拌匀即成。每天2次。

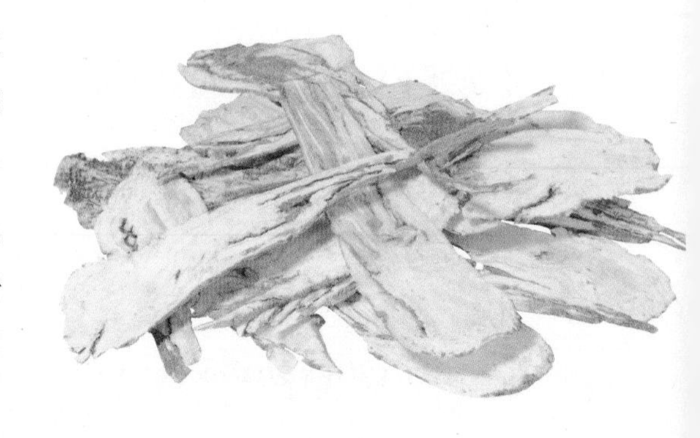

【功效】适用于气滞血瘀型不射精患者。

遗 精

1 杜仲炒腰花

【原料】杜仲20克，猪腰2只，植物油、精盐、味精、酱油、料酒、淀粉、葱、姜各适量。

【做法】将杜仲剪碎，入锅，加清水熬成浓汁约50毫升，加适量淀粉、料酒、酱油、精盐、味精，拌和均匀备用；猪腰去臊筋膜，切成腰花片，将葱、姜分别切成葱段、姜丝。油锅烧热，先入葱、姜煸炒出香，入腰花片，急火熘炒，将杜仲药汁混合液倒入，拌匀勾芡即可。佐餐当菜，随意服食。

【功效】适用于肾虚不固型遗精患者。

2 冰糖海参羹

【原料】水发海参30克，冰糖20克。

【做法】将水发海参洗净，切片，与冰糖一同放入大瓷碗内，放在加清水的锅中，中火炖至熟烂。每天早晨空腹服用。

【功效】适用于阴虚火旺型不射精患者。

3 核桃蚕蛹粉

【原料】核桃仁200克，蚕蛹80克。

【做法】将核桃仁、蚕蛹拣杂后洗净，晒干或烘干，研成粗粉，装瓶备用。每天2次，每次15克，温服。

【功效】适用于肾虚不固型遗精患者。

4 白果莲子炖乌鸡

【原料】白果15克，莲子15克，糯米20克，乌鸡1只。

【做法】先将乌鸡宰杀后洗净，入沸水锅中焯去血水。将淘洗干净的白果、莲子、糯米一同装入鸡腹，用细线扎好，放入砂锅中，加水适量，先用大火煮沸，改用小火炖1小时，待乌鸡、莲子、白果熟烂即成。每天2次。

【功效】适用于脾肾两虚型遗精患者。

5 米酒炒大虾

【原料】鲜海虾400克，米酒250毫升，植物油、精盐、味精、葱丁、姜片各适量。

【做法】将鲜海虾洗净，去壳，放入米酒中，浸泡10分钟。将植物油放入油锅内，烧沸，放入葱丁爆锅，出香后将虾倒入锅内，加姜片、精盐，连续翻炒至熟，加味精，拌匀即成。佐餐当菜。

【功效】适用于肾气虚弱型遗精患者。

性欲低下

1 栗子童子鸡

【原料】栗子 200 克，童子鸡 1 只，料酒、葱段、生姜片、精盐、味精各适量。

【做法】先将栗子煮熟，去壳及肉外表衣膜；将童子鸡宰杀、洗净，与栗子肉同入砂锅，加清水适量，先用大火煮沸，撇去浮沫，烹入料酒，加葱段、生姜片，改用小火焖烧 1 小时，待鸡肉、栗子肉酥烂时，加精盐、味精，调匀，煮沸即成。佐餐当菜，随意服食。

【功效】适用于性欲低下患者。

2 巴戟天炖羊肉

【原料】巴戟天 20 克，羊腿肉 200 克，姜片、葱花、精盐、味精各适量。

【做法】先将巴戟天洗净，切片，装入纱布袋，扎口，备用；将羊肉煮透后，切成 3 厘米长的方块，待铁锅烧热后，下羊肉、姜片，煸炒，烹入料酒炝锅，炒透后，将羊肉与姜片一起倒入大砂锅内，加清汤适量，烧开后撇去浮沫，加巴戟天药袋，用小火炖 1 小时，待羊肉熟烂时，取出巴戟天药袋，加葱花、精盐、味精，煮沸即成。佐餐当菜。

【功效】适用于肾阳虚弱型性欲低下患者。

3 人参刺五加酒

【原料】生晒参 30 克，刺五加的根及根茎 30 克，低度白酒 1 升。

【做法】将生晒参切成片。刺五加洗净后晒干或烘干，研成粗末，与生晒参片同浸入白酒中，加盖密封，每天振摇 1 次，15 天后开始饮用。每天 1 ~ 2 次，每次 15 毫升。

【功效】适用于气血两虚型性欲低下患者。

4 虫草菟丝子酒

【原料】冬虫夏草 20 克，菟丝子 50 克，低度白酒 1 升。

【做法】先将冬虫夏草拣杂后切段，与菟丝子同浸入白酒中，加盖密封，每天振摇 1 次，15 天后可开始饮用。每天 20 毫升。

【功效】适用于肾阳虚弱型性欲低下患者。